がん医療における意思決定支援

予後告知と向き合う家族のために

吉田沙蘭

東京大学出版会

Decision-making Support for Cancer Patients and Their Families
Saran YOSHIDA
University of Tokyo Press, 2014
ISBN 978-4-13-016117-6

はじめに

　現在日本においては，2人に1人ががんに罹患し，3人に1人ががんで死亡するという状況になっている。自身が罹患する可能性はもちろんだが，家族や知人などを含めると，がんと無縁に生きていく人のほうが少ないといえよう。このようにがんが身近な疾患となった現在，心理学においても，がんをはじめとする身体疾患は重要な領域の1つとなっている。

　これまで医療における心理学といえば，主に精神科疾患との関連領域を意味し，心理職に求められる役割は，心理検査や精神疾患患者に対する臨床面接の実施であった。しかし，領域の広がりとともに，心理学研究や心理職に求められる役割も拡大の傾向にある。がんをはじめとする身体疾患領域においては，傾聴や共感をはじめとした臨床面接のスキルを有していること，コミュニケーションに関する専門知識を有していること，などが他の職種とは異なる，心理職の専門性として捉えられている。また，こうした専門性が最大限に活かされる場面として，医療における多様な意思決定の支援が注目されている。医療における意思決定では場合によって，生命に関わること，選び直しができないこと，結果の予測が十分にできないこと，正解が1つでないこと，患者の他に家族や医療者など意思決定に関わる人が複数いること，病状や年齢のために当事者である患者の意思決定能力が十分でないこと，といった特徴および問題が指摘される。こうした難しさから，がん医療における意思決定は，患者やその家族だけでなく，医師や看護師をはじめとした医療者にとっても困難をともなう課題となっており，心理学的な知見の集積や，それに基づいた指針の提示，あるいは心理職による直接的な支援に対して，期待が高まっている。

　そこで本書では，がん医療における意思決定という課題をテーマとして取り上げ，主に研究面からのアプローチを紹介する。一連の研究では，心理学的な研究を体系的に実施し，一般医療者に対する支援指針の提示およびツールの開

発というかたちで臨床現場に還元することを目指した。そのため，本書は，がん医療における意思決定のあり方の1つの例となるとともに，心理学の基礎研究を臨床現場につなげるというモデルにもなるものと考える。がん医療現場で働く心理職，意思決定支援に苦慮する医療者はもちろんのこと，医療とは異なる領域で研究をおこなう心理学研究者にとっても，何らかの示唆が得られるものと期待したい。

目 次
がん医療における意思決定支援

目　次

はじめに

序章　がんと心理学 …………………………………………………………… 1

第1部　予後告知をめぐる日本の実情 ………………………………… 15
　第1章　海外および日本における予後告知の現状 ………………………… 17
　　1-1　がん告知の動向　17
　　1-2　予後告知の動向　20
　　1-3　日本特有の告知をめぐる問題　22
　第2章　日本における告知の実態［研究1］ ……………………………… 25
　　2-1　遺族の視点から見た予後告知の実態データの収集と分析　25
　　2-2　データから見える予後告知の実態　29
　　2-3　データから見える予後告知に対する遺族の評価　36
　　2-4　予後告知に際する意思決定支援に求められること　40
　第3章　家族に対する望ましい予後告知のあり方［研究2］ …………… 43
　　3-1　悪い知らせの「伝え方」に関する研究の動向　43
　　3-2　予後の伝え方と遺族の評価との関連に関するデータの収集と分析　44
　　3-3　データから見える「望ましい」予後の伝え方　49
　第4章　予後告知にともなう遺族の体験［研究3］ ……………………… 71
　　4-1　意思決定後の遺族の体験に関するデータの収集と分析　71
　　4-2　データから見る予後告知が遺族にもたらす体験　73
　　4-3　データから見える意思決定支援への示唆　86

第2部　意思決定の過程を支える支援ツールの開発 ………………… 87
　第5章　医療における意思決定支援 ………………………………………… 89
　第6章　家族用意思決定支援リーフレットの開発［研究4］ …………… 91
　　6-1　リーフレットの作成　91
　　6-2　使用方法に関する評価データの収集と分析　93

6-3 内容に関する評価　96
6-4 使用方法に関する評価　101
第7章　医療者用マニュアルの開発［研究5］ ………………107
7-1 マニュアルの作成　107
7-2 使用方法に関する評価データの収集と分析　108
7-3 内容に関する評価　110
7-4 使用方法に関する評価　114

第3部　今後の発展に向けて ………………………………119
第8章　小児がん領域への発展的応用に向けて［研究6］………121
8-1 小児領域特有の課題と現状　121
8-2 告知および意思決定に関する支援ニーズの収集と分析　127
8-3 データから見える小児がん領域における意思決定支援の意義　130
第9章　がん医療における意思決定支援のあり方 ……………141
9-1 一連の研究から得られた示唆　141
9-2 がん医療における意思決定支援への本書の貢献　147
9-3 研究と実践の今後の発展に向けて　150

あとがき　153
付　録　155
　家族用リーフレット　156
　医療者用マニュアル　174
引用文献　185
索　引　203

序章　がんと心理学

日本におけるがん医療の現状

　厚生労働省大臣官房統計情報部によると，日本における死亡率の推移を死因別に見ると，明治から昭和初期まで多かった肺炎，結核，胃腸炎などの感染性疾患は，戦後急速に減少し，がん，心臓病，脳血管疾患などの生活習慣病による死亡が上位を占めるようになった。特にがんは，1981 年以降日本人の死因の第 1 位を占め，2008 年には死亡数 34 万名，総死亡数の 30.0％となっている（厚生労働省，2009）。

　このような背景をふまえ，政府はがんの克服を疾病対策上の最重要課題として位置づけ，「対がん 10 か年総合戦略」(1984〜1993)，「がん克服新 10 か年戦略」(1994〜2003)，「第 3 次対がん 10 か年総合戦略」(2004〜2013) を実施してきた。この結果，「がんは遺伝子の異常によって起こる病気である」という概念が確立し，遺伝子レベルでの病態の理解が進むなど，がんの本態解明が進展するとともに，各種がんの早期発見法や，標準的な治療法が確立されるなど，診断・治療技術も目覚ましい発展をとげた（国立がんセンター，2005）。しかしその後もがんによる死亡数は増え続け，大野・中村（2004）によると，2020 年にはがんの新患者数が男性 50 万 1000 名，女性 33 万 7000 名になると推計された。このことから，がんが今後長期にわたり，日本国民にとって身近かつ重大な疾患となる可能性が高いといえよう。

　また，がんが日本人の死因において重大な位置を占めるようになったことを受け，患者の身体的な苦痛に対応する緩和医療，心理社会的な面も含めた多様な苦痛に対応する緩和ケアが着目されるようになってきた。この傾向は行政の動きにも顕著に見て取れる。まず，1990 年 4 月にホスピス・緩和ケア病棟が健康保険の適用を受け，「緩和ケア病棟入院料」という定額制の診療報酬が設けられるようになった。また，2002 年 4 月には，緩和ケア病棟以外の一般病棟で，専門的な緩和ケアを提供する「緩和ケアチーム」のコンサルテーション

活動に対し,「緩和ケア診療加算」という新たな診療報酬が設けられた。さらに 1998 年より,日本看護協会において,「ホスピスケア認定看護師」および「がん性疼痛認定看護師」の認定が始まるなど,近年日本の医療界における緩和医療の整備が進んできた。緩和ケア病棟入院料届出受理施設は 2010 年 11 月現在において全国で 228 施設,また緩和ケア診療加算届出受理施設の数は 2010 年 2 月現在,全国で 134 にのぼる(日本ホスピス緩和ケア協会,2011)。

　こうした傾向は行政側のみならず,国民の中でも生じている。2001 年に一般市民を対象に実施された調査では,終末期の療養場所として,緩和ケア病棟を希望する対象者が 70％であり,病院を希望する人は 16％であった(小谷,2002)。ただし,実際の緩和ケアの利用率は 1 割以下にとどまっており,今後特に地方への緩和医療の均てん化,および国民へのさらなる普及啓発が目指されている(Miyashita et al., 2008a)。その一環として 2008〜2010 年度にかけて,「緩和ケア普及のための地域プロジェクト(厚生労働科学研究　がん対策のための戦略研究)」が実施された(Yamagishi et al., 2008)。このプロジェクトでは,医療者を対象とした研修会を開催するとともに,一般市民を対象として,緩和ケアに関する相談窓口の開設,緩和ケアについてのパンフレット・冊子・DVD などの配布,講演会の開催,主治医と緩和ケアの専門家とが相談できる体制の整備などが進められた。

　以上のように,現在日本のがん医療において,緩和ケアは依然非常に重要な位置を占めているということができる。がんの治癒が望めなくなってからの終末期には,患者や家族および医療者の双方にとって,さまざまな苦痛が生じることが指摘されており(Lichtenthal et al., 2008; Dumont et al., 2006; Miyashita et al., 2007),この時期におけるよりよい緩和ケアシステムの確立が期待されるといえるだろう。

　先述のように死亡者数の多いがんではあるが,その診断・治療技術の進歩とともに,近年がんが「慢性疾患」として捉えられるようになってきている。がんに罹患しながらも長期に生存する患者も増加している中,単に治癒を目指すだけではなく,患者や家族の QOL (Quality of Life) を維持,向上させるということが重視されるようになってきた。そのことと関連して,医療現場におい

て，心理職の活動の場が広がりつつある。

　1987年には，がんに関連した心理・社会・行動的側面について，科学的な研究と実践をおこない，がん患者およびその家族によりよいケアを提供することを目的とし，日本臨床精神腫瘍学会（現：日本サイコオンコロジー学会）が創設された。現在では1200名を超える会員を有しており，うち約11％を心理職が占めている。また，日本臨床心理士会による動向調査からは，2010年10月時点で，約6000名の臨床心理士が医療保健領域で働いているものと推定された。

　がん医療への心理職の参入を加速させた出来事として，2007年4月に施行された「がん対策基本法」の中で，質の高いがん医療を提供することを目的として，厚生労働省の指定を受けて各地域に設定された「がん診療連携拠点病院」において，「医師，看護師，医療心理に関わる者等を含めたチームによる緩和医療体制を提供すること」が，厚生労働省の指針として定められたことがあげられる。また，2008年3月に新たに定められた「がん診療連携拠点病院の満たすべき要件」においても，「緩和ケアチームに協力する薬剤師及び医療心理に携わる者をそれぞれ1人以上配置することが望ましい」と明記された。こうした動きのもと，ここ数年でがん医療・緩和医療に携わる心理職が急増している（児玉，2007）。

がん医療における心理学の役割

　がんへの罹患は患者にとって，身体的な苦痛のみならず，心理的，社会的にも多くの苦痛をともなうことが指摘されている（Delgado-Guay et al., 2008; Hanratty et al., 2007）。がん患者の心理的問題についてはこれまで多くの研究が重ねられ，がん種や病状による違いはあるものの，3割～半数の患者に，不安や抑うつといった何らかの精神症状が認められることが知られている（Derogatis et al., 1983; Okamura et al., 2005）。その一方で，多くの精神科診断のつかない患者の心理社会的苦痛が見落とされる傾向にあることも指摘されている（Velikova, 2010）。がん医療における心理社会的支援では，大うつ病やせん妄をはじめとする精神症状だけでなく，こうした精神科診断のつかない心理的苦痛

も介入の対象としている。

　がん患者とその家族が抱える心理的問題のうち，中心となるものとして，病気や治療による心理的苦痛があげられる。この中には，痛みや吐き気をはじめとした身体的な症状にともなう苦痛，「死に至る病」という認識から生じる苦悩，治療方針や療養場所などの意思決定が次々と求められる状況に対する戸惑い，病気や治療に関する知識が不足していることによる心配，病状の見通しや予測がたたないことに対する不安，周囲の人に病気のことを伝えるかどうかといった迷いなどが含まれる。この他に，病気や治療とは直結しない心理的問題としては，家族間の関係性の問題や，医療者を含む周囲との関係性の問題，社会経済的な問題などから派生するものがある。またがん患者の心理的問題は，患者の QOL だけでなく，治療にも多様な影響をもたらすことが明らかとなっている。心理的問題があることで全般的 QOL が低下すること（Grassi et al., 1996）や，希死念慮が強まり最悪の場合自殺につながること（Henriksson et al., 1995），がんそのものに対する治療意欲が低下すること（Colleoni et al., 2000），入院期間が長期化すること（Prieto et al., 2002），などが報告されている。こうした理由から，がん患者およびその家族の心理的問題を軽減することは，がん医療において無視できない重要な課題であると考えられている。

　こうした心理的問題に対応するための，がん医療における「心のケア」の指針として，英国の NHS-NICE（2002）で作成されたがん患者の支持・緩和ケアマニュアルがある。これはがん患者の心理学的アセスメントおよびサポートを，難易度に応じて 4 段階に分類し，提示したものである。以下，各段階において必要とされる，アセスメントおよびサポートのスキルについて簡単に紹介する。第 1 段階は，職種を問わずすべての医療者を対象としたケアの指針である。ここではまずアセスメントスキルとして，患者の心理的ニードを認識すること，および必要に応じて精神保健の専門家に紹介することが求められている。またサポートとしては，精神腫瘍学における介入のもっとも基礎的な部分をなす，適切な情報提供，患者の理解の確認，共感，敬意をもった態度，の 4 つがあげられている。次に心理的知識を有する医療者として，がん専門看護師，ソーシャルワーカーなどを対象とした第 2 段階が設定されている。ここでのアセスメントスキルとしては，がんの診断時，再発時，治療中止時などのストレスイベ

ントの際に，心理的苦痛のスクリーニングをおこなうということが設定されている。また第2段階における介入としては，ストレス時の危機介入の他に，患者に対する支持的精神療法や問題解決技法などの基礎的な心理技法が目標とされている。第3段階では，訓練および認定を受けた専門家として，主に心理職を対象とした目標が設定されている。第2段階同様心理的苦痛を評価するスキルとあわせて，精神疾患のアセスメントをおこない，症状の重症度を識別するとともに，必要に応じて精神科医に紹介するスキルが求められている。また介入としては，専門的なカウンセリングおよび心理療法の実施が期待されている。最後に第4段階として，心理職および精神科医を含む精神保健の専門家を対象としたスキルが示されている。ここでは重度の気分障害，人格障害，薬物乱用，精神病性障害を含む，複雑な精神的問題および，自殺のリスクに関するアセスメントが求められている。また介入としては，薬物療法および心理療法があげられている。このように，がん医療の領域において心理職には，第3段階および第4段階にかかる高度なアセスメントと介入が求められていることがわかる。

また先述の通り，がん医療に従事する心理職が増加するのと並行して，がん医療において心理職の活躍が期待されるフィールドも広がっている。その例として最近は，患者だけでなく家族に対する援助（田代, 2008），スタッフのサポート（服巻, 2008）といった面においても，臨床心理学的なアプローチが求められるようになっている。

家族の生活は互いに密接に関係しているため，家族の1人ががんになった場合，他の家族にもさまざまな心理社会的問題が生じる（Cassileth et al., 1985; Northouse et al., 1995; Akechi et al., 2006; Kim & Schulz, 2008）。がん患者の家族223名を対象とした調査では，一般平均より高い割合の20〜40%の家族に不安および抑うつが見られたこと，支援ニーズが満たされていないことと不安の高さとが関連することが報告された（Friðriksdóttir et al., 2011）。また患者のケアが家族の睡眠障害につながることも報告されている（Hearson & McClement, 2007）。さらに，約3割の家族において，治療費に加え，患者の失職や看病のための家族の休職，病院への交通費，などの経済的なストレスが報告されており（Hanratty et al., 2007），がん患者の家族は，多様な身体的，心理的，社会的課題

を抱えていることが明らかとなっている。さらに，家族の心理状態は患者の心理状態とも深く関連することが報告されており（Hodges et al., 2005），患者のQOL向上という視点からも，家族支援の意義は大きいものと考えられる。

　以上のような背景から，がん医療において家族支援の重要性に対する関心が高まっており，近年欧米を中心に，家族の心理的苦痛を軽減する方法を模索する研究が重ねられてきた。たとえば患者の家族のストレスや抑うつの軽減において，夫婦療法（McLean et al., 2008），患者のケアに関する教育的介入（Walsh et al., 2007），心理教育（Gagnon et al., 2002），問題解決療法（Sahler et al., 2005）などの有効性が示されてきている。

　また国内においてもがん患者の家族支援に対する関心が高まっている。2007年6月に策定された「がん対策推進基本計画」において，その全体目標の1つとして「すべてのがん患者及びその家族の苦痛の軽減並びに療養生活の質の維持向上」があげられたことは，その最たる表れであるといえるだろう。政府の基本計画に患者の家族に関する課題が明記されたのはこれが初めてであり，これまで患者中心であった医療の現場において，家族へのサポートに対するニーズや関心が高まっていることがうかがえる。しかし実際には，日本のがん医療の現場では，患者の家族に対する支援はいまだ十分とはいえず（Shiozaki et al., 2005），今後の改善が期待される。

　長期にわたるがんの経過の中でも，患者の治癒が望めなくなってからの終末期は，急性期や慢性期と比較して家族の苦痛が増大するため，支援のニーズが高いことが報告されている（Grunfeld et al., 2004; Jo et al., 2007）。まず，患者の身体状態の悪化を側で見ていることは，家族にとって非常に大きなストレスとなる（Pritchard et al., 2008）。患者の身体症状の中でも終末期に特有のせん妄症状は，家族にとって特に大きな苦痛をともなうものであることが指摘されている（Morita et al., 2007）。また，患者に付き添う時間が増えることによる身体的な負担（Given et al., 2004），積極的治療の中断（Morita et al., 2004a）や緩和ケア病棟への移行（Casarett et al., 2005）といったさまざまな意思決定にともなう心理的な負担，死別に向けた予期悲嘆（Clukey, 2008）も，がん患者の終末期における家族の重大な課題とされている。

　このように終末期のがん患者の家族は，多様な問題を経験することが明らか

となっており，家族がバーンアウトすることもあるため（Proot et al., 2003），その緩和が急務であるといえる。また，先述のように家族の QOL は患者の QOL とも関連することが指摘されているが（Hodges et al., 2005），終末期における家族の QOL はさらに，死別後における遺族の QOL をも左右することが報告されており（Kurtz et al., 1997），終末期における家族支援は，闘病中の家族，患者，および死別後の遺族にとっても重要であるということができる。同時に患者の家族は，精神的にも身体的にも患者をサポートするという役割を期待され，このことがさらに，家族の負担を増加させると指摘されている（Teschendorf et al., 2007）。これらのことをふまえ，近年では患者の家族を「第二の患者」とする認識も広まりつつあり（大西，2008），がん医療における家族支援の必要性が重視されるようになっている。

一方で，家族の場合，患者と比較して医師や看護師からの支援が十分に得られにくいことが指摘されており（Rassin et al., 2006; Osse et al., 2006），心理職による支援の提供が期待されるといえる。また緩和医療に従事する医師を対象とした先行研究からも，患者や家族の心理社会的な問題に対するケアの必要性を認識している医師がいる一方で，そうした問題のケアは医師の仕事ではないと考えている医師も少なからず存在することが報告されており，臨床心理士や社会福祉士といった，患者家族の心理社会的な問題を専門的に扱うコメディカルスタッフとの協働の必要性が指摘されている（Schulman-Green, 2003）。

また，先述のように家族支援において，夫婦療法（McLean et al., 2008），認知行動療法（Kurtz et al., 2005），問題解決療法（Sahler et al., 2005）など，さまざまな心理療法の有効性が示されているが，実際にこれらの介入を医師や看護師がおこなうことは，時間的な制約，スキルの不足などの事情から困難である（Schulman-Green, 2003）。こうした点からも，専門的な教育を受けた心理職の活動が求められる。家族支援は，がん医療において，心理職が重要な役割を担う領域であると考えられる。

がん医療における意思決定

がん患者およびその家族に対する支援のうち，心理職に期待される役割の 1

つとして，意思決定の支援があげられる。がん罹患から看取りに至るまでの間に，患者および家族は，治療選択（O'Brien et al., 2011），療養場所の選択（Edwards et al., 2011），延命治療の選択（Eliott & Olver, 2011），などさまざまな局面において重要な意思決定に直面することとなる。医療における意思決定の特徴として，生命に関わること，選び直しができないこと，結果の予測が十分にできないこと，正解が1つでないこと，患者の他に家族や医療者など意思決定に関わる人が複数いること，年齢や病状の影響により当事者である患者の意思決定能力が十分でないこと，といったさまざまな要因により，非常に困難をともなうことがあげられる。

　終末期や，患者が子どもである場合には，意思決定において家族の担う役割が特に大きくなるが，治療やケアに関する意思決定をおこなうことは家族にとってストレスを生じる課題となる（Rose & Shelton, 2006）。中でも患者の終末期という心理社会的に多くの困難をともなう状況下で，こうした重大な判断を迫られることは家族にとって特に大きな負担となることが指摘されている（Kwon et al., 2008）。さらに，終末期における意思決定は，遺族の後悔感情にも影響をおよぼすことが報告されている（Shiozaki et al., 2008）。遺族を対象とした終末期のケアに対する評価の研究においても，評価の基準の視点のひとつとして意思決定における支援があげられており（Morita et al., 2004b），その重要性がうかがえる。

　がん医療における意思決定支援では，決定者にとって後悔の少ない意思決定をおこなうことが大きな目的とされる（Shiozaki et al., 2008）。意思決定においてジレンマが生じ，決定が困難になる状況として，情報や知識が不足している，1つの選択肢に過大または過小な期待をかけている，自分の価値観がはっきりしない，他人の意見がわからない，周囲からの「ある選択肢を選んでほしい」という期待が強い，相談をしたり承認してもらったりする相手がいない，といった要因が指摘されている（O'Connor & Jacobsen, 2007）。また意思決定に関する心理学の先行研究からは，不確実な状況下で意思決定をおこなった場合，決定後に他の選択肢を選んだ場合の結果について想像し，それが後悔という感情を生じさせると指摘されている（Bell, 1982）。こうした背景から，意思決定に

際して医療者に求められることとして，正直であること，個別の状況に柔軟に対応すること，意思決定に関わる問題の全体像を把握していること，思いやりをもって接することがあげられている（Tomlinson et al., 2006）。また十分な情報提供の重要性についても一貫して指摘されている（Hinds et al., 2000, 2001; Meert et al., 2000）。特に，後悔の少ない意思決定のためには，複数の選択肢を把握すること，それぞれの選択肢のメリットおよびデメリットについて十分に理解することが重要であるということが報告されており（Connolly & Reb, 2005），欧米においては，各選択肢について十分に確認，検討する過程を重視した，患者用の意思決定ツールとして，オタワ個人意思決定ガイドが開発されている（O'Connor & Jacobsen, 2007）。

こうした知見のもと，近年医療の領域において，「SDM（Shared Decision Making）」という概念が発展してきている（Frosch & Kaplan, 1999; Harrington et al., 2004）。乳がんの分野から発祥したSDMでは，それまでのインフォームド・コンセントとは異なり，情報を提供するにとどまらず，その後の選択の過程を医療者が共有，支援していくという考えのもと，医療者と当事者が話し合い，共同で意思決定に至ることを目指している。医療者には今後さらに，意思決定へのコミットメントが期待されるようになることが予想される。

ここで意思決定支援をする際の医療者の役割として，可能なかぎり正確な情報を提供すること，生じている誤解や思い込みを指摘し合理的な判断のサポートをすること，当事者の心情に配慮し不安や緊張を軽減すること，が指摘されている（久田，2006）。したがって，これまでに指摘されてきた十分な情報提供のみならず，意思決定前の準備段階から，決定後のフォローまでの過程を含めた支援が期待されているものと考えられる。従来医療における意思決定は告知と密接に結びついていたため，主に医師の問題とされてきたが，このように意思決定支援の範囲が広がりを見せる中，心理職や心理学研究の担う役割は，今後拡大していく可能性が高いといえよう。

がん医療における意思決定に関連する課題の中で，特に大きな苦痛をともなうものの1つとして，患者の予後に関する告知があげられる（Buckley & Herth, 2004）。積極的な抗がん治療をおこなっている間，治癒を第一の目標としてい

る多くの患者や家族にとって，治らないという予後の告知は，大きな目標転換を迫るものとなるため，ストレスの大きな体験となるといわれている（Cherlin et al., 2005; Hagerty et al., 2005a）。その一方で，患者や家族が終末期におけるさまざまな意思決定をおこなうにあたり，予後を知っていることが重要であるということも指摘されており（Weissman, 2004; Llobera et al., 2000），予後の告知は終末期のさまざまな意思決定課題の根底に関わる課題であるともいえる。また特に日本においては，予後告知の有無や伝える内容に関して，家族にさまざまな意思決定が求められることも指摘されている（Gabbay et al., 2005; Miyashita et al., 2006）。このように，予後告知をめぐる意思決定そのものが家族にとって大きな心理的負担を要するものであるだけでなく，決定した内容が終末期の他の意思決定事項の基盤ともなるということから，がん医療における意思決定支援について検討するにあたり，予後告知をテーマとして取り上げることは，有意義であると考えられる。

　また，患者が子どもの場合には，患児の意思決定能力を評価する方法が定まっていないこと，患児の意思決定能力が経時的に変化すること，疾患や病状が患児の意思決定能力に影響しうることなどを考慮する必要があり，よりその検討に困難を生じている（Evans, 1995; Speece, 1984）。10代になれば，病気や死について成人と同等の理解をすることが可能とされるため，患児本人を意思決定に参加させることが重要であるとされ（Himelstein et al., 2004），思春期の場合，患児は緩和ケアについて話をすることや（McAliley et al., 2000），終末期の意思決定に参加すること（Lyon et al., 2004）を希望しているということも報告されている。一方で，看護師（Feudtner, 2007）や医師（Durall et al., 2012; Morgan et al., 2000），家族（Steele et al., 2006）には，厳しい予後について話をすることに対する抵抗が見られ，患児本人への告知や意思決定への参加の妨げとなっている。医療者のバリアとしては，家族の受け入れが不十分であること，時間がないこと，家族が治療継続を希望していること，資源が不足していること，終末期の意思決定に関する知識が不足していることなどがあげられる（Davies et al., 2008）。また家族の不安も患児と予後について話をする際の大きなバリアとなる（Dighe et al., 2008）。さらに，小児がん患児の遺族を対象とした調査からは，患児と死について話したことを後悔する遺族が0％だったのに対し，話をしな

かったことを後悔する遺族は27％であることが明らかとなった（Kreicbergs et al., 2004）。こうしたことから患者が子どもの場合には，予後告知に関する意思決定は，家族にとってさらに困難な課題となるものと考えられた。

本書のねらい

　以上概観してきたように，日本におけるがんの罹患数は増加の一途にあり，がん医療は日本の社会問題として捉えられるとともに，心理学においても重要な領域となりつつある。近年増加傾向にあるがん医療現場で活動する心理職には，患者に対する心理社会的支援，医療者のメンタルヘルスの維持向上，臨床現場における研究の遂行など多様な役割が期待されるが，その1つとして，がん患者の家族に対する支援があげられる。中でも治療過程におけるさまざまな意思決定に際する支援は，質の高いコミュニケーションスキルが要求されること，時間をかけた丁寧な関わりが期待されること，エビデンスに基づいた情報提供が必要とされることからも，心理職の専門性に対するニーズの高い課題であると考えられる。

　そこで本書では，がん患者の家族支援の中でも特に，家族の意思決定支援という側面に焦点を当て，そのあり方について多角的な検討をおこなうことを目的とする。なお，がん患者の家族が経験する意思決定課題の中でも，特に困難度が高く，他の意思決定課題への影響も大きいとされる，患者の予後に関する告知をテーマとして取り上げることとする。本書で扱う内容は，がん患者家族だけでなく，がん患者，ひいては他の疾患の患者家族の意思決定支援に対しても重要な示唆を提供するものとなることが期待される。また，実証的研究と臨床への還元の検討という2つの視点を取り入れ，基礎的研究を臨床活動に応用する方法のモデルを示すことにより，今後の心理学研究にも寄与することができるものと考える。

　以上のねらいのもと，本書を以下のような構成でまとめる。まず第1部では，日本における予後告知の実態を明らかにするための研究について紹介する。先述のように予後告知に際する家族支援は，日本の医療において重要な課題の1つであり，その指針の確立が期待される。しかし，家族への予後告知に関する

研究はほとんどなされておらず，現時点で家族に対する予後告知の実態および，予後告知が家族にもたらす影響については明らかとなっていない。そこで，支援指針の検討にあたり，第一歩として，予後告知の現状について明らかにすることが必要であると考え，3つの研究をおこなった。

まず第2章（研究1）において，がん患者の遺族を対象としてインタビュー調査をおこない，患者および家族に対する予後告知の実態および，予後告知に対する遺族の評価について探索する。患者家族双方に対する告知の程度や，告知方法の意思決定者，告知の方法に対する家族の評価について明らかにすることで，予後告知に際する家族支援を検討する際に，特に焦点を当てるべきタイミング，対象を明確化することを目的とした。その結果，家族自身に対する告知方法の改善，患者への告知方法に関する意思決定支援，告知後の家族に対する適切なフォローの提供，を支援の中心とすることが有効であるものと考えられた。したがって第3章（研究2）以降においては，以上3点を軸とし，具体的な支援に向けた資料の収集と，支援ツールの開発を進めることとした。

第3章（研究2）では，遺族を対象とした大規模なアンケート調査をおこない，予後告知に対する遺族の評価に関連する要因を探索した。このことを通して，どのような医師の態度や告知の方法が，遺族の評価と関連するか，ということを明らかにし，遺族の視点から見た望ましい予後告知の方法について，具体的に提言することを目的とした。

また第4章（研究3）では，遺族に対するインタビュー調査を通して，家族自身および患者に対して予後告知がおこなわれる，あるいはおこなわれないことによって，家族にどのような体験がもたらされるのか，ということを探索した。第2章（研究1）の結果から，予後告知の有無にかかわらず，家族にとって肯定的な評価と否定的な評価の双方が生じることが明らかとなった。そこで，告知がおこなわれた場合，おこなわれなかった場合それぞれについて，想定されるメリット，デメリットを明らかにすることで，告知後の適切な支援の提供が可能になるものと考えられた。さらに，患者への予後の伝え方については家族が決定する場合が少なくないことが第2章（研究1）から明らかとなり，患者への予後告知がもたらすメリットおよびデメリットについて家族に情報提供することは，効果的な意思決定支援にもつながるものと考えられた。

次いで第2部では，第1部で得られた基礎的資料をもとにした，予後告知に際する家族支援ツールの開発研究について紹介する。医療現場におけるマンパワーの不足から，医師および看護師が家族支援に費やすことのできる時間は限られている。また，家族支援において重要な役割を果たす可能性のある心理職は，いまだ十分な数が導入されていない。そこで，現在の限られた資源の中で，効率的に家族支援を提供する手段として，医療者が活用することのできる家族支援ツールを開発することを目的とし，2つの研究をおこなった。

　まず第6章（研究4）では，第2章（研究1）および第4章（研究3）の結果をもとに，患者に対する予後の伝え方を検討する家族を対象とした，意思決定支援リーフレットを開発し，その使用方法について検討するためのインタビュー調査を実施した。患者に対して予後を伝えること，あるいは伝えないことがもたらすメリット，デメリットの双方について情報提供することで，意思決定に際する十分な検討を支援することを，リーフレットの目的とした。

　さらに第7章（研究5）では，第2章（研究1），第3章（研究2）および第4章（研究3）の結果をもとに，家族に対して予後告知をおこなう医療者のためのマニュアルを作成し，同様にその使用方法について検討するためのインタビュー調査を実施した。家族の視点から見た望ましい予後告知の方法について紹介するとともに，意思決定時および告知後における適切な支援提供の参考となるよう，家族との関わりにおける留意点について情報提供することを，マニュアルの目的とした。第6章（研究4）および第7章（研究5）を通して，成人がん患者の家族に対する包括的な支援ツールの提言とする。

　さらに第3部では，第2章（研究1）から第7章（研究5）で得られた知見を，小児がんの領域に発展的に応用する方向性について探索することを目的としておこなった研究を紹介する。先述の通り，小児がんの領域における予後告知は，成人の場合以上に困難をともなうことが知られている。しかし患児に対する予後告知および終末期における意思決定について，日本ではほとんど研究がおこなわれておらず，その実態も明らかではない。そこで，小児がん領域への応用の方向性を探ることを目的として，第8章（研究6）において，難治性小児がん患児の家族が経験する困難と，医療者に期待する支援の全体像，およびその中における予後告知をはじめとするコミュニケーションの問題の優先度，

位置づけを明らかにするための調査をおこなった。小児がん領域におけるコミュニケーションの課題の重要性を探ることで，成人領域における第2章（研究1）から第7章（研究5）で得られた知見を，小児領域に応用することの意義，および必要性を明確化し，今後の発展の道標とする。

　以上の6つの研究の報告を通し，最後にがん医療における意思決定支援のあり方について提言をおこなう。予後の告知はがん医療におけるコミュニケーションの中でも特に難しいとされ，意思決定に関わる患者の家族にとっても，医療者にとっても大きな困難をともなう。そうした予後告知に関して，決定の前後にわたる包括的な支援のあり方について論じる。あわせて，意思決定支援のプロセスにおいて，心理職に期待される関わりと必要なスキルについても述べていく。また，本書で取り上げた予後告知に関する意思決定支援について得られた知見のうち，他のがん医療における意思決定に応用することのできる可能性のある点について述べるとともに，本書で紹介した一連の研究を参考に，心理学における基礎的な研究を臨床現場への還元につなげる方法についても触れ，今後の発展に向けた提言とする。

　なお，海外の先行研究で用いられる「prognosis」という単語について，「予後（prognosis）とは，あらかじめ推測（inference）したある疾病の経過ないし結末で，結果を表現するものではない。経過の予測（prediction）ともいう」と定義されている（日本癌治療学会，1991）。類似の用語として「余命」があるが，本書では，「あと○ヶ月」といった数値のみならず，「治癒が望めない」「長くない」といった見通しも含め，予後告知として定義し，執筆を進めていくこととする。

第1部

予後告知をめぐる日本の実情

第1章　海外および日本における予後告知の現状

1-1　がん告知の動向

　がんの増加につれて，1960年代後半より患者の自己決定権およびインフォームド・コンセントの尊重に関する社会的気運が高まり，がん告知の是非をめぐる議論がさかんにおこなわれるようになった（国立がんセンター，1996）。柏木（2001）は告知によりもたらされるよい影響として，「患者が死を受容し，平静な心で家族に看取られ，生を完結できる場合が多い」「患者自身が判断し患者の意見を述べる機会ができる」「医師と患者，家族の意思の疎通がはかられ，信頼関係が保たれる」「患者が仕事や家族などの問題を整理し，残された時間を有意義にすごすことができる」「告知しないことによる法的なトラブルや患者が不利益をこうむることを避けることができる」という5点をあげている。一方，永田・池見（1984）は，患者・医師それぞれの視点における告知のメリットおよびデメリットについて，生理学的・心理社会学的・生命倫理学的な面から整理して論じている。患者側のメリットとしては柏木（1997）とほぼ同様の8点があげられていた。医療者側のメリットとしては「病態について説明しやすい」「患者と話しやすくなる」「患者─医療者関係がより緊密になり，信頼関係が強まる」などの9点があげられた。一方，患者側のデメリットとしては，「不用意に告知すると，患者は混乱に陥り，適切な対処ができず，かえって予後を悪くする」「人によっては闘病意欲を失い，自暴的になり，退行反応を起こしたりする」「人によっては自殺を図る」という3点が，医療者側のデメリットとしては「治療を中断する患者がいる」「人によっては告知前より対応が難しくなることもある」「告知後のフォローを十分にするために，チーム・プログラムを形成しなくてはならない」という3点があげられた。またScope（1981）によるがん告知についての医師に対する調査では，告知に賛成する理由として「患者の知る権利」「手術で治るがんのときに協力を得るため」「死ぬ前に身辺の整理が必要な人がいる」といったことがあげられた。一

方，反対する理由としては「生きる希望を失わせる」「死の宣告に近い」「告げて失敗した経験がある」などがあげられた。

　がん告知をめぐる議論がおこなわれるのと並行して，がん告知に対する意向についての研究が，数多くなされた。初期においては河野・岩井（1979）が医療者を対象に，自分ががんであった場合告知を希望するかどうかについて調査した。その結果，医師の50％および看護師の81％が「知らせてほしい」とし，医師の18％および看護師の19％が「絶対に告げないでほしい」とした。以後，告知に対する希望について，さまざまな属性別に調査がおこなわれた。吉村ら（1989）は医師，看護師，学生という属性別に告知に対する態度を調査した。その結果，患者に対し「告知する」と答えた人は医師71％，看護師92％，学生88％で，大半の人が告知を肯定していた。自分ががんの場合「告知してほしい」と答えた人は医師50％，看護師55％，学生58％で半数強であり，告知を望まない人は医師20％，看護師10％，学生8％であった。最後に家族に対する告知では，「知らせる」とした人は医師55％，看護師60％，学生50％で，学生において自分の場合より若干少ない程度であったが，「知らせたくない」とした人は医師30％，看護師20％，学生36％で，自分の場合よりも多かった。このことから，どの属性においても相手が患者の場合にもっとも告知に対して積極的であり，家族の場合においてもっとも消極的な姿勢が強いといえる。日本においては，患者に直接告知するケースよりも，いったん家族に相談するケースが多いが，この結果から，家族が反対をするケースでは，家族の意見が必ずしも患者の希望を反映してはいないという可能性がうかがえた。より最近の調査では，自分ががんになったとき，「知らせてほしい」との回答は，治る見込みがあるときは92％，見込みがないときでも81％に達した（毎日新聞社，2007）。初めて同様の質問をした1987年の調査では順に78％，59％であったのが，その後漸増し，この調査ではともに過去最高の値となった。このことは，自分の病気と向き合う意識が強まっていることのあらわれであるといえる。なお，治る見込みがなくても告知を希望する理由としては「残された時間を真剣に生きたい」が37％と最多であり，ついで「自分や家族の問題を整理したい」（28％），「自分の病名を正しく知りたい」（26％）であった。これらの研究から，がん告知に対する希望が次第に高まっており，近年ではかなりの割合の

人が告知を希望しているといえる。

　がん告知をめぐる議論が続く中，各国において告知の実態が調査された。濃沼ら（1995）によると，患者本人に対するがんの告知率はフィンランドがもっとも高く89.3％，次いでアメリカの87.3％，デンマークの87.2％であり，北欧やアメリカでは85％を上回っていた。それに対しアジアではフィリピンが60.2％，中国が41.3％と欧米を大きく下回り，日本はさらに低く29.5％であった。またアメリカの臨床医を対象とした研究（Novack et al., 1979）によると，1961年の調査では「原則として告げない」とする医師が88％，「原則として告げる」とする医師が12％であったが，1977年の調査では前者が2％，後者が98％になったとされている。このことから，欧米ではがん告知が急速に浸透し，ほぼ全例に告知するようになったといえる。日本においても，告知に関して時系列的な変化がみとめられる。国立がんセンター（1995）は，同病院においてがん患者に告知する医師が1987年には25％であったが，1993年には61％になったと報告している。また1987年には12％であった回復の望めない患者への告知についても，1995年には51％に達したと報告した。より最近の報告では，松島（2006）の初の全国調査によって，余命6ヶ月以内の「終末期」の患者本人に対し，病院側が病名を告知したケースは，全国の一般病院で平均約46％であることがわかった。この調査は2004年10月から11月にかけて，全国の中・小規模（50〜300床）の一般病院1000ヶ所を無作為に選んで実施し，140病院から回答を得たものである。終末期の患者本人に対し，積極的な治療を目指すか，痛みを和らげる緩和ケアに徹するかどうかなど，治療方針を確認する割合は，平均で47.2％。人工呼吸器の装着など「延命処置」の希望を確認する割合は同15.2％で，余命を告知する割合は26.6％だった。以上のことから，欧米ほどではないものの，日本においても患者本人に対しての告知は増加の傾向にあるといえる。しかし前項で見たように，告知の希望率が，治る見込みがあるときで92％，見込みがないときでも81％に達したことを考えると，実際の告知率は依然低く，患者の希望との間に格差があることが示唆された。

1-2 予後告知の動向

このように，がんという病名の告知が1970年代からすでに広く普及していたのに対し（Novack et al., 1979），終末期の患者に対する予後告知は，近年でも回避される傾向が強いことが指摘されている（Mack et al., 2006; Back et al., 2005; The et al., 2000; Anderlik et al., 2000）。また予後告知は告知をおこなう医師にとっても負担が大きいため，あいまいな伝え方をしたり（The et al., 2000），実際よりも楽観的に伝えたり（Lamont & Christakis, 2001）することもあるといわれている。予後告知に対して消極的な姿勢を示す医師が多いことの，もっとも大きな理由としては患者に心理的な苦痛を与え，希望を失わせることへの懸念があるとされている（McIntosh, 1974; Kodish & Post, 1995; Innes & Payne, 2008）。一方，がん医療に携わる医師を対象とした実態調査から，患者の意向にかかわらず必ず予後を告知すると回答した医師が42%，患者が知りたいという意向を示した場合のみ告知すると回答した医師が33%であるという結果が得られた（Daugherty & Hlubocky, 2008）。したがって，予後の告知は病名の告知ほど積極的にはなされていないものの，海外においては，ある程度患者の意向にそった告知がおこなわれているものと考えられた。

こうした実態調査と並行して日本においても，近年予後告知に対する意向の調査が実施されるようになってきた。都市部の一般集団を対象とした研究においては，自身の治癒が望めなくなった場合，予後について47%の対象者が「はっきりと」，48%の対象者が「部分的に」知りたいと回答していた（Miyata et al., 2005）。また2006年には一般集団を対象とした全国調査が実施され（Miyashita et al., 2006），73%の対象者が，自分が終末期のがんになった場合「予後を含めて告知をしてほしい」と回答したとの結果が得られた。これらの研究から，現在の日本においては，自身が終末期と診断された場合，予後について告知を受けることを望む人が多いということがうかがえる。また，実際の患者に対する意向の調査も数多くなされてきた。自身の予後を知りたくないとする患者も少なくない（Leydon et al., 2000; Fried et al., 2003）ことが報告される一方，欧米の研究では，近年病名だけでなく予後についても告知を受けることを望む患者が増えていると報告されている。その結果は4割とするものから8割とす

るものまで多様であり，地域および患者の年齢層などによって，意向が異なることが指摘されている（Butow et al., 1997; Jenkins et al., 2001; Fallowfield et al., 2002）。日本においても同様に，患者の意向に関する研究がおこなわれ，約半数の患者が自身の予後を知りたいと回答したという結果が得られた（Fujimori et al., 2007）。これらの知見から，一般集団の場合と比較するとその割合はやや少ないものの，実際のがん患者においても，自身の予後を知りたいとする人は一定の割合で存在するものと考えられた。中には予後告知をより詳細に検討した研究もおこなわれ，平均予後よりも，もっとも長く見積もった予後について「知りたい」とする患者の割合が多いことが報告されている（Hagerty et al., 2004）。また最近おこなわれたレビュー研究においては，予後に関するおおまかな情報に関してはほぼすべての患者が得たいと望んでいる一方で，数値を使った予後告知に関しては意向の個人差が大きいと指摘されている（Innes et al., 2008）。これらの知見から，予後告知といってもその伝え方によって，患者の意向がさまざまに異なることがうかがえた。

　こうした知見をふまえ，患者にとってより望ましい予後告知の方法についても検討が重ねられ（Butow et al., 2002; Hagerty et al., 2005b），患者の希望を維持させること，および将来に対する準備を促すこと，という2点を並行して実現させることが，患者に対する予後告知において達成すべき重要な課題であるという指針が得られている（Back et al., 2005; Clayton et al., 2008）。加えて，予後告知が患者に与えるさまざまな影響についても研究がおこなわれてきた。予後告知が患者の心理的な状態に与える影響を検討した研究では，告知を受けた群と受けていない群とで，抑うつの度合いに有意な差は見られないという結果も得られているが（Horikawa et al., 1999; Barnett, 2006），終末期のがん患者を対象とした調査からは，予後告知を受けることの利点として，コントロール感が高まることや，死までの計画をたてられることがあげられた（Innes et al., 2008）。その他にも，予後告知を受けることで，治療や療養場所の選択において患者自身が意思決定をおこなったり（Schapira, 2005; Wolfe et al., 2000; Weeks et al., 1998），死に向けて心理的な備えを進めたりすることが可能になる（Chochinov et al., 2000）ことが報告されている。

1-3 日本特有の告知をめぐる問題

　日本では以前から，予後を含む悪い知らせの告知において，家族の果たす役割の重要性が指摘されてきた（Long & Long, 1982; Hattori et al., 1991; Long, 1999; Ruhnke et al., 2000; Morita et al., 2004a）。欧米でおこなわれた多くの研究において，まず患者自身に告知をおこなうということが重要であると指摘されている一方で（Hari et al., 2007; Ngo-Metzger et al., 2008），日本をはじめとするアジア諸国では，家族が患者よりも早くかつ詳細に告知を受けることが多いということが報告されている（Tang & Lee, 2004; Gabbay et al., 2005; Tang et al., 2006; Miyashita et al., 2006）。また，日本とアメリカの医師を対象に，告知に対する意識調査をおこなった結果，患者のみに告知すると回答したアメリカの医師は約半数に上ったのに対し，日本の医師は4％にすぎなかった。反対に家族にのみ伝えると回答した医師は，アメリカでは1％，日本では23％であった（Gabbay et al., 2005）。したがって日本において，家族に対する予後告知は終末期医療において非常に重要な課題であり，どのように告知をおこなうことで家族の苦痛を軽減することができるのか，あるいは告知後に家族に対してどのようなフォローをおこなうことが求められるのか，ということを検討し，告知前後の家族支援の指針を確立することが不可欠であるといえよう。

　しかし，前節で述べたように患者に対する予後告知について，多様な角度からの検討が重ねられてきたのに対し，患者の家族に対する予後告知に関しては，これまでほとんど研究がおこなわれておらず，告知の指針はもちろん，家族に対する予後告知の実態さえも明らかとなってはいない（Clayton et al., 2005b）。しかし，家族に対する告知は患者に対する告知と，情報の内容や量，タイミングなどが異なることが指摘されており（Rassin et al., 2006），患者に対する告知とは別に調査検討することが必要であると考えられる。

　なお，告知に関連する家族の体験については，病名や積極的抗がん治療の中止をはじめとした悪い知らせについてのみ検討がなされてきた。治療の中止に関する告知について検討した研究では，告知を受けた家族は，患者を守ったり，患者の代理として行動したりすることを，自身の役割として認識するようになると指摘された（Friedrichsen et al., 2001）。また遺族を対象として日本でおこな

われた研究では，抗がん治療の中止と緩和ケアへの移行に関する告知を受けたことについて，約4割の対象者が心理的な苦痛を経験したと回答したと報告された（Morita et al., 2004a）。他にも，治癒が望めないことについての告知を受けた家族の多くが，患者の病状について知りたいと思う気持ちと，伝えられた情報を受け入れることの難しさとの間で，葛藤を抱えていることや（Cherlin et al., 2005），病名告知を受けた家族に動揺や不安，抑うつなどが生じること（Ablon, 2000）が報告されている。

第2章　日本における告知の実態［研究1］

2-1　遺族の視点から見た予後告知の実態データの収集と分析

2-1-1　第2章（研究1）の目的

　前章までで述べてきたような状況をふまえて，まず研究1では，日本における予後告知の実態を探るための調査をおこなった。具体的には，研究1の目的を，①患者および家族に対する予後告知について，告知の程度，タイミング，告知方法の意思決定者などの実態を明らかにすること，②患者および家族に対する予後告知への，家族の評価の実態を明らかにすること，の2点とする。上記を通して，予後告知に際する家族支援について，支援が必要あるいは有効であると考えられるタイミングおよび方向性に関する指針を得ることを，研究1の最終的な目的とする。

2-1-2　方法

対象者

　本研究の対象者は，ホスピス・緩和ケア病棟（Palliative Care Unit：PCU）でがん患者を看取った経験のある遺族であった[注]。研究参加施設の適格基準，また対象者の適格基準および除外基準は以下の通りと設定した（表2-1）。適格基準を満たした102名中，60名から調査協力が得られた（応諾率：58.8％）。60名すべてを解析の対象とした。

　［注］　本章で取り上げる研究は，平成20（2008）年度厚生労働省科学研究費補助金・がん臨床研究事業「成人がん患者と小児がん患者の家族に対する望ましい心理社会的支援のあり方に関する研究」における，「緩和ケアへの移行時期の家族に対する望ましいケアのあり方に関する研究」の一環としておこなわれた。

表 2-1　施設および対象者の選択基準

施設の適格基準
  a　ホスピス・緩和ケア病棟承認届出受理施設である
  b　関東・関西近郊に位置する
  c　面接調査への参加について同意が得られる

対象者の適格基準
  a　当該施設でがんのために死亡した患者の遺族（キーパーソン，または，身元引き受け人）
  b　死亡時の患者の年齢が 20 歳以上
  c　遺族の年齢が 20 歳以上

対象者の除外基準
  a　遺族（キーパーソン，または，身元引き受け人）の同定ができないもの
  b　退院時の状況から，遺族が認知症，精神障害，視覚障害などのために調査用紙に記入できないと担当医が判断したもの
  c　退院時および現在の状況から，精神的に著しく不安定なために研究の施行が望ましくないと担当医が判断したもの（例：入院中・退院後に大うつ病などの精神疾患に罹患していることが判明している遺族など）

手続き

調査は 2008 年 5 月から 2008 年 9 月にかけておこなわれた。

本研究はインタビュー調査であるため，明らかな遺族への不利益は生じないと考えられる。ただし，患者の終末期における体験を語ることにより，当時のつらい体験を思い出し，心理的苦痛を生じることが予測される。そのため調査の依頼にあたり，回答内容は個人が特定されるかたちで公表されないこと，および調査に回答するかどうかは自由であること，調査開始後であっても途中で参加を中止することが可能であること，などを明記した趣意書を対象者に送付した。また，連絡票の返送が得られた遺族に対し，電話で再度，調査の目的および倫理事項に関して説明をおこなった。さらに，調査開始時にあらためて口頭で同様の説明をおこない，最終的な同意を得た。なお，本研究は研究計画書を大阪大学大学院人間科学研究科の倫理委員会へ提出し，承認を得たうえで実施した。

まず，対象候補施設に対し，遺族の住所抽出を依頼し，適格基準を満たす対象候補者に，インタビューに関する依頼書，趣意書および連絡票を郵送した。連絡票の返送が得られた対象者に，調査担当者が電話で連絡をとり，趣旨説明とあわせて日程の調整をおこなったうえで，インタビュー調査を実施した。イ

ンタビュー調査には，本研究である「家族への予後告知に関する研究」の他に，「療養場所移行に関する研究」「抗がん治療中止に関する研究」の２つのテーマが含まれ，すべての対象者に３つのテーマに関して，あわせて約１時間半から２時間の半構造化面接をおこなった。各テーマに費やされた時間はおよそ30分であった。

なお，インタビュー調査は各テーマの

表2-2 基本情報に関する調査項目

遺族の属性
(1) 調査時の年齢
(2) 性別
(3) 患者との続柄
患者の属性
(1) 死亡時の年齢
(2) 性別
その他
(1) 原発部位
(2) 再発の有無
(3) 看取り日

研究者３名が調査者として分担して実施した。そのため，各調査者が３テーマすべての目的を正確に理解し，適切な調査をおこなうことができるよう，本調査に先立ちプレインタビューをおこなった。プレインタビューは調査の趣旨に同意した医療者で，家族をホスピス・緩和ケア病棟で看取った経験のある遺族に協力を依頼し，各調査者が遺族１名ずつに対して実施した。調査後にプロトコルをもとに調査者間でディスカッションを重ねて理解を深め，インタビューガイドの修正をおこなった。なおプレインタビューから得られたデータは，本研究の分析では対象外としている。また，本調査開始後もすべてのインタビューについて，テキスト化したデータを共有し，随時理解を深めるためのディスカッションを重ねた。

調査内容

インタビュー調査の冒頭において，患者および遺族自身の背景情報として尋ねた項目を，表2-2に示す。

予後告知に際する意思決定および予後告知の評価に関して，あらかじめ設定された質問項目（表2-3）を中心に半構造化面接をおこなった。

質問項目は予後告知に際する家族の関わり方および，告知に対する遺族の評価について明らかにするよう，臨床で終末期医療に従事する医師の助言を受けながら，筆者が作成した。本題への導入としてまず問１の質問をおこなったが，基本的に対象者主導で面接をおこない，他の質問に関しては話の流れに応じて

表 2-3 予後告知に関する調査項目

家族への告知について
　問 1　ご自身は患者さまの予後についてどのように説明を受けておられましたか？
　　　　（いつ，誰に，何を．複数回ある場合にはすべての回について確認）
　問 2　そのように説明を受けられたのは，どなたのご希望でしたか？

患者への告知について
　問 3　患者さまは予後についてどのように説明を受けておられましたか？
　　　　（いつ，誰に，何を．複数回ある場合にはすべての回について確認）
　問 4　患者さまへそのように説明をなさるということは，どなたがお決めになりましたか？

予後告知についての評価
　問 5　今振り返られて，予後の告知に関して嫌だったと思われること，
　　　　あるいはご自身でもっとこうすればよかったと思われることはありますか？
　　　　（複数回の場合にも「○○のとき」と特定はしない）
　問 6　反対に，よかったと思われるのは，どのような点ですか？
　　　　（複数回の場合にも「○○のとき」と特定はしない）

順序を変更した．

　調査者は対象者の話を遮らないよう，ある事柄について話し終えるのを待ったうえで，次の質問をおこなった．また述べられた言葉の意味や事実関係を確認するための質問，さらなる話を引き出すための質問は随時おこなった．なお，質問への応答に対しては，常に支持的に対応した．

分析方法

　録音された面接内容から，正確な逐語録を作成した．

　テキスト化したデータから各対象者について，予後告知を受けた回数を集計した．また，すべての回の告知について，告知のタイミング，同席者，告知の内容，告知を受けることに関する意思決定者，患者への告知の有無，患者への伝え方に関する意思決定者，の 6 項目を評価した．以上の項目は，いずれも客観的な内容であり，評定の客観性を担保する必要性がないと判断されたため，筆者が評価をおこなった．

　対象者自身が告知を受けた，あるいは受けなかったこと，また患者に予後を伝えた，あるいは伝えなかったことに対する，遺族の評価に関してカテゴリーを作成した．まずテキスト化したデータを精読し，告知に対する評価に関する発言をすべて抽出した．続いて，抽出された発言について，内容の類似点およ

び相違点に基づいてその特性を概念化し，カテゴリーを作成した。最後に作成したカテゴリーについて，がん領域で研究をおこなっている心理学の研究者2名，看護学の研究者1名，および臨床で終末期医療に従事する医師1名のレビューを受け，修正を加えた。

テキスト化されたデータを，言葉の意味や内容を損なうことのないように，意味ユニット（Thematic Unit：TU）に分割した。この際，主観的判断を避けるために，各データについて2名のコーダーがそれぞれ独立に分割をおこない，不一致箇所に関しては意見が一致するまで協議をおこなった。なお，ここではTUを「1つの意味的まとまりをもつ最小単位」と定義する。

次に得られたTUをもとに，内容分析（Content Analysis）を用いた分析をおこなった。作成されたカテゴリーとその項目表現をもとに，各TUがいずれかのカテゴリーに分類されるかどうか，2名のコーダーが独立に判定をおこなった。2名の意見が異なる場合には協議をおこない，最終的な決定をおこなった。カテゴリー判定に関しては2名のコーダーの判定の一致率を算出し，カテゴリーの信頼性の基準とした。以上の手順により得られたカテゴリーの判定結果から，最終的に各カテゴリーの発言人数を集計した。

2-2 データから見える予後告知の実態

2-2-1 対象者の背景

依頼状を送付した102名のうち，60名から調査協力の同意を得た（応諾率：58.8%）。同意を得た60名に面接をおこない，すべてを解析の対象とした。対象者および患者の属性について，表2-4にまとめた。

対象者の年齢は59±11歳で，約6割が女性であった。また患者との関係としては配偶者がもっとも多く半数を占め，次いで患者の子どもが多かった。患者の死亡時の年齢は69±11歳で，6割が男性であった。がんの原発部位としては肺がもっとも多く，大腸，胃と続いた。

表 2-4　対象者（60 名）の背景

対象者の属性	人数	（％）	患者の属性	人数	（％）
年齢（平均 ± SD）　59 ± 11			死亡時年齢（平均 ± SD）　69 ± 11		
性別			性別		
男性	23	(38.3)	男性	39	(65.0)
女性	37	(61.7)	女性	21	(35.0)
患者との続柄			がんの部位		
配偶者	30	(50.0)	肺	14	(23.3)
子ども	19	(31.7)	大腸	8	(13.3)
きょうだい	4	(6.7)	胃	5	(8.3)
義理の子ども	3	(5.0)	乳房	4	(6.7)
その他	4	(6.7)	膵臓	3	(5.0)
			卵巣	3	(5.0)
			その他	23	(38.3)

2-2-2　家族および患者に対する予後告知の実態

家族に対する予後告知の状況

　対象者自身が受けた予後告知の状況について，表 2-5 にまとめた。

　患者の予後について家族が説明を受けた回数は，2 回がもっとも多く，約半数を占めた。家族への告知内容としては，「月単位」が 37 名（61.7％）と圧倒的に多かった。次いで，「週単位」で伝えられた人が 10 名（16.7％），「年単位」で伝えられた人が 9 名（15.0％）であった。また，数値を使わずにおおまかな見通しを伝えられた人は 6 名（10.0％）であった。その一方，予後に関して「治らない」ことあるいは「長くない」ことを告げられたのみで数値的な見通しについては説明を受けなかった対象者も 14 名（23.3％）存在した。予後に関する告知を受けたタイミングとしては，治療病院の退院時がもっとも多く36 名（60.0％），次いで診断時の 24 名（40.0％）と続いた。

　本研究はホスピス・緩和ケア病棟を利用していた遺族のみを対象としていたため，上述の通り，すべての対象者が患者の治癒が望めないことについては知らされていた。その中で，「治らない」あるいは「長くない」ことを告げられたのみで見通しを含む予後について説明を受けなかった家族は 2 割強にとどまり，ほとんどの家族が何らかの見通しを含むかたちで予後に関する説明を受けていたことがわかる。

がんの場合，終末期と診断されるのは平均して死亡の9〜12ヶ月前であると報告されている（Jemal et al., 2007）。本研究において月単位での告知を受けた家族がもっとも多かったのは，そのためであると考えられ，告知から看取りまでに比較的時間があることは，がんの特徴であるといえるだろう。なお，告げられた予後について，以下のような発言が得られており，より早い段階における告知が望まれる傾向がうかがえた。

表2-5　家族に対する予後告知の実態

	人数	（％）
予後に関する告知の回数		
1回	15	（25.0）
2回	33	（55.0）
3回以上	12	（20.0）
予後についての説明		
わからない	1	（1.7）
治らない／長くない	14	（23.3）
おおまかな見通し	6	（10.0）
年単位	9	（15.0）
月単位	37	（61.7）
週単位	10	（16.7）
1週間以内	7	（11.7）
告知のタイミング		
診断時	24	（40.0）
治療開始時	13	（21.7）
治療病院退院時	36	（60.0）
PCU利用申し込み時	5	（8.3）
PCU入院時	9	（15.0）
PCU入院後	17	（28.3）

　家族の，私のほうが，介護するほうは予後どのぐらいというのは，やっぱりそのいきなり「数週間」っていうんじゃなくて，その前に月単位とか本当ほしかったんですけどね，そういうようなところはやっぱり心の準備としてほしいですね。で，なんでほしいかっていうと，やっぱりその残された期間をいかに有効に過ごさしてあげたいかというところにかかってくると思うんでね。やっぱり体力のあるうちに，いろんなことさせられるもんやったらさせたい。数週間じゃあ今さら何もできへんからね。（60代男性，配偶者）

　その話を聞くときに，何週間っていう単位が出てくると思ってなかったんですよ。何ヶ月だろうなというつもりで聞いたら，2週間って言われたんで，そのショックは大きかったですね。想定外だったというか。やっぱりそのインパクトって全然違うからね。週単位はきついよ，ほんと。（30代男性，子ども）

また予後に関する告知を受けたタイミングとしては，治療病院の退院時に告知を受けた人が6割，診断時に告知を受けた人も4割であった。治療病院の退院時は，積極的な抗がん治療の中止とほぼ同じ時期であることが多いことから（Morita et al., 2004a），予後の告知が家族にとって方向転換のタイミングにあわせておこなわれることが多いことがうかがえた。また，がんが発見された時点ですでに終末期である場合，診断時に病名告知と予後の告知が同時におこなわれることも少なくないことが明らかとなった。治療の中止や病名の告知はいずれも家族にとって大きな心理的苦痛をともなうものであることが報告されており（Morita et al., 2004a; Ablon, 2000），予後告知は家族支援の重要な契機であると考えることができる。このことは，病名告知と同時に予後告知を受けた家族の以下のような発言からもうかがえる。

　　いっぺんにいろんなことを聞かされましたよね。そうなんですよね。がんだってことを聞かされただけでもショックなんですけど，末期だ，それで予後が，っていうからね。だから，それをまとめて聞いたっていうのはショックですよね。予後については，もうちょっと後でもよかったかなと思いますよね。数日後とかね。（60代女性，きょうだい）

家族に対する予後告知の意思決定
　対象者自身への予後の伝え方の決定者について，表2-6にまとめた。家族への予後の告知は，8割が医師の判断によっておこなわれており，自ら希望して告知を受けた経験のある対象者は1割強にとどまった。
　このことからも，家族にとっての望ましい予後告知のあり方について，医療者側が十分に理解していることが不可欠であると考えられた。また同時に，患者を対象とした研究から，終末期の患者は予後について自身の意向にあわせた時期，内容で告知されることを希望していることが報告されている（Tang et al., 2006）。この点について以下のような発言が得られたことからも，家族の場合においても家族自身の意向を把握する姿勢が求められている可能性があると考えられた。

表 2-6　家族への告知の意思決定者

	計		数値を聞いた		治らないと聞いた		聞かなかった		治ると聞いた	
	人数	(％)	人数	(％)	人数	(％)	人数	(％)	人数	(％)
意思決定者	60		45		14		1		0	
患者	0	(0.0)	0	(0.0)	0	(0.0)	0	(0.0)	0	(－)
家族	9	(15.0)	9	(20.0)	0	(0.0)	0	(0.0)	0	(－)
医療者	48	(80.0)	34	(75.6)	14	(100.0)	0	(0.0)	0	(－)
暗黙の了解	3	(5.0)	2	(4.4)	0	(0.0)	1	(100.0)	0	(－)

　こちら側にも心づもりとかありますしね。何も予想してない，無防備なときに「1ヶ月です」なんてつきつけられるのと，全然違う。聞いておいたことはよかったと思うし，今となっては納得もしてるけどね。でももうちょっとタイミングというか，事前に一言「どうします？」って聞いてくれるとか，そういうのあってもよかったんじゃないかなって。それは今でも思いますね。(50代女性，子ども)

患者に対する予後告知の状況
　患者に対する予後告知の状況について，表2-7にまとめた。
　患者と予後に関する情報を共有した経験のある対象者は22名（36.7％）であった。患者と共有された予後に関する情報のうち，もっとも多かったのは「治らない」という説明であった。一方，数値的な見通しに関してはもっとも多い告知内容でも「月単位」という内容の7名（11.7％）にすぎなかった。患者に対する告知のタイミングは，治療病院の退院時や診断時が多い点では家族に対する告知と同様であったが，ホスピス・緩和ケア病棟入院の前後における告知は非常に少なかった。
　家族に対する告知の場合と異なり，60名の対象者のうち6割にあたる38名が，患者に対して一度も予後を伝える機会をもっていなかった。本研究の対象者がホスピス・緩和ケア病棟の利用遺族であることから，すべての患者が病名については告知を受けていたが，それに対して予後については圧倒的に告知される機会が少ないことが明らかとなったといえるだろう。この結果は，患者に対する告知が以前と比較して積極的におこなわれるようになってきた近年でも，

表2-7 患者に対する予後告知の実態

	人数	(%)
予後に関する告知の回数		
0回	38	(63.3)
1回	18	(30.0)
2回	3	(5.0)
3回以上	1	(1.7)
予後についての説明		
わからない	1	(1.7)
治らない／長くない	7	(11.7)
おおまかな見通し	2	(3.3)
年単位	4	(6.7)
月単位	7	(11.7)
週単位	1	(1.7)
1週間以内	0	(0.0)
告知のタイミング		
診断時	8	(13.3)
治療開始時	5	(8.3)
治療病院退院時	10	(16.7)
PCU利用申し込み時	2	(3.3)
PCU入院時	0	(0.0)
PCU入院後	2	(3.3)

予後に関する告知についてはいまだに消極的な場合が多く（Mack et al., 2006; Back et al., 2005; The et al., 2000; Anderlik et al., 2000），多くの場合患者よりも先に，かつ詳細に家族に告知する（Gabbay et al., 2005; Tang et al., 2004）とする先行研究の指摘を支持する結果となった。

また，患者と予後に関する説明を共有したことがある4割近くの対象者についても，「治らない」「長くない」など，治癒が望めないことに関する内容にとどめた場合も多く，実際に数値を含めた予後を共有した経験のある対象者は12名のみであった。家族の場合と異なり，患者本人に対しては週単位以下での告知はほとんどおこなわれておらず，これは看取りが近づくにつれ，患者の病状の悪化や，せん妄，傾眠傾向，といった身体状態のために告知をおこなうこと自体が困難になる（Pritchard et al., 2008; Morita et al., 2007）ことが関係していると考えられた。このことは以下の発言からもうかがえる。

　　それで，多分薬のせいだろうと思うんだけども，意識がもうろうというんかな，どういうふうにいうんかな。それまではずっと一緒に説明も全部聞いてたんだけど，さすがにそのときはそんな状況じゃないっていうか。あの状態で妻に「あと数日」っていうことにどんな意味があるのかなって考えたら，ないですよね，それは。もうその段階では，少しでも穏やかにってただそれだけですよ。（60代男性，配偶者）

表 2-8 患者への告知の意思決定者

	計		数値を伝えた		治らないと伝えた		伝えなかった		治ると伝えた	
	人数	%	人数	%	人数	%	人数	%	人数	%
意思決定者	60		15		7		36		2	
患者	5	(8.3)	3	(20.0)	0	(0.0)	2	(5.6)	0	(0.0)
家族	23	(38.3)	2	(13.3)	0	(0.0)	19	(52.8)	2	(100.0)
医療者	19	(31.7)	8	(53.3)	7	(100.0)	4	(11.1)	0	(0.0)
暗黙の了解	13	(21.7)	2	(13.3)	0	(0.0)	11	(30.6)	0	(0.0)

　予後告知に関する患者の意向を検討した先行研究では，具体的な数値よりもおおまかな見通しに関する情報を知りたいと希望する患者が多いことが指摘されており（Innes & Payne, 2007），本研究で得られた患者に対する告知の現状は，比較的患者の意向にそったものであるとも考えられた。

　なお，予後に関する告知を受けたタイミングとして，治療病院の退院時および診断時が多い，ということについては家族に対する告知と同様であった。これらの時期は，患者家族双方にとって，支援をおこなう重要なタイミングの1つであると考えられた。

患者に対する予後告知の意思決定

　患者への予後の伝え方の決定者について，表 2-8 にまとめた。

　患者に伝えるかどうかということについては，自身で決めた対象者が23名（38.3%）ともっとも多く，次いで医療者が19名（31.7%）であった。患者への告知に患者の意向を反映した経験のある対象者は5名（8.3%）のみであった。

　数値あるいは「治らないこと」を含めた予後を患者に伝えたと回答した対象者のうち，約7割は医療者の判断によるものであった。反対に予後を伝えなかったと回答した対象者については，半数が家族の判断によるものであり，医療者の決定による場合は1割にとどまった。

　患者に対する予後告知に関して，もっとも注目すべき点は，家族に対する告知と比較して，告知をおこなうかどうかを決定した人が家族である場合が格段に多い，ということであろう。この結果は，日本における告知の特徴として先

行研究において報告されている知見を支持するものであり（Gabbay et al., 2005; Jiang, 2007），現在もやはり，患者に対する告知には家族の意向が強く反映されることがうかがえた。また意思決定者についてより詳細に見ると，患者に予後を伝えた場合には決定者が医師である場合がほとんどであるのに対し，患者に予後を伝えなかった場合には決定者が家族である場合が多数を占めていることが明らかとなった。このことから，医師が患者に対する告知に積極的な姿勢を見せている一方で，家族は依然として患者に対する告知に抵抗を抱えていることがうかがえる。先行研究においては，隠し隔てなく，かつ適切な時期にすべての情報を患者に伝えることが患者の満足感につながること（LeClaire et al., 2005; Heyland et al., 2006），また日本において約半数の患者が予後を知ることを希望していること（Fujimori et al., 2007）が指摘されている。家族が決定をおこなったと回答した対象者22名のうち18名が「伝えない」ことを選択しており，本研究の結果から，家族が患者に対する十分な予後告知を阻害している可能性も十分にあると考えられた。患者への予後告知を検討する際には，こうした点にも十分に注意をはらいながら，家族の意思決定支援をおこなっていくことが必要であると考えられた。

また海外の先行研究において，医師の7割が家族の意向にしたがって患者に告知しなかった経験をもっており，そのことについて後悔を感じていると指摘されていることから（Qasem et al., 2002），意思決定支援を検討するにあたっては，決定をおこなう家族のみならず，医療者に対するサポートもあわせて検討することが必要であると考えられる。

2-3　データから見える予後告知に対する遺族の評価

2-3-1　家族に対する予後告知への遺族の評価

対象者自身に対する予後告知について「数値を聞いた」「治らないことのみを聞いた」「何も聞かなかった」「治ると聞いた」の4群に分け，それに対する対象者の評価を集計した結果を表2-9にまとめた。

対象者自身への予後告知に対する評価として，「納得」「疑問」「後悔」「評価

表 2-9 家族への告知方法と評価

	計		数値を聞いた		治らないと聞いた		聞かなかった		治ると聞いた	
	人数	(%)	人数	(%)	人数	(%)	人数	(%)	人数	(%)
評価	60		45		14		1		0	
納得	20	(33.3)	17	(37.8)	3	(21.4)	0	(0.0)	0	(−)
疑問	5	(8.3)	3	(6.7)	2	(14.3)	0	(0.0)	0	(−)
後悔	5	(8.3)	2	(4.4)	3	(21.4)	0	(0.0)	0	(−)
評価なし	30	(50.0)	23	(51.1)	6	(42.9)	1	(100.0)	0	(−)

なし」という4つのカテゴリーが得られた。予後の伝え方について，20名（33.3％）の対象者が「納得している」と回答した。一方「疑問が残る」あるいは「後悔している」と評価している対象者が各5名（8.3％）であった。2名のコーダー間の判定一致率は92.6％であった。

これまで病名や予後については，伝えるべきか否か，という議論がなされてきているが，この結果から，家族の告知に対する評価はより複雑なものであることがうかがえた。また，自身への告知に対する評価として注目すべき点は，半数の対象者が「評価なし」と回答していた点である。インタビューにおいて，調査担当者が重ねて告知に対する評価を問う質問をおこなったにもかかわらず，以下のような発言が多く見られた。

> よいとか悪いとかじゃないんです。だって，そういうものですから。私は結果的に聞きましたけれど，「聞いてよかった」とはまったく思わないし，だからといって「聞かなければよかった」とも思わないですし。もしも最後まで聞かなかったとしても，それはそれで「そんなもの」と思っていたと思います。聞いたから何かが変わるわけではないですからね。病名や治療方針を聞くのと一緒，「聞くものだ」っていうぐらいのかんじですよね。（50代男性，配偶者）

上記の発言から見て取れるように，「評価なし」に該当した対象者は多くの場合，予後という情報を特別に重視しておらず，他の病状説明の一部として捉えていることがうかがえた。反対に予後告知の受け方に対する評価について言

表 2-10 患者への告知方法と評価

	計		数値を伝えた		治らないと伝えた		伝えなかった		治ると伝えた	
	人数	(%)	人数	(%)	人数	(%)	人数	(%)	人数	(%)
評価	60		15		7		36		2	
納得	22	(36.7)	4	(26.7)	2	(28.6)	16	(44.4)	0	(0.0)
妥協	3	(5.0)	0	(0.0)	0	(0.0)	3	(8.3)	0	(0.0)
疑問	12	(20.0)	2	(13.3)	2	(28.6)	7	(19.4)	1	(50.0)
後悔	6	(10.0)	2	(13.3)	1	(14.3)	3	(8.3)	0	(0.0)
評価なし	17	(28.3)	7	(46.7)	2	(28.6)	7	(19.4)	1	(50.0)

及した対象者の場合，予後の告知を以降の生活に関連する重要な情報として捉える傾向がうかがえた。

以上のことから家族への予後告知については，告知をおこなうことがほぼ前提であるということをふまえたうえで，告知の方法を改善することが重要課題であるものと考えられた。また，疑問や後悔を生じさせる，否定的な影響について探索し，それぞれの家族の選択状況に応じて，適切な支援を提供することも必要な課題となると考えられた。

2-3-2 患者に対する予後告知への遺族の評価

患者への予後の伝え方について「数値を伝えた」「治らないことのみを伝えた」「何も伝えなかった」「治ると伝えた」の4群に分け，それに対する対象者の評価を集計した結果を表2-10にまとめる。

予後告知に対する評価として，家族への告知に対する評価「納得」「疑問」「後悔」「評価なし」という4つに，「妥協」を加えた計5つのカテゴリーが得られた。予後の伝え方について，22名（36.7%）の対象者が「納得している」と回答した。一方「疑問が残る」と評価した対象者が12名（20.0%），「後悔している」と評価している対象者が6名（10.0%）であった。2名のコーダー間の判定一致率は92.6%であった。

患者への告知への評価として注目すべき点は，家族への告知に対する評価について得られたカテゴリーに加え，新たに「妥協」というカテゴリーが抽出されたことである。これはいずれも患者に予後を伝えなかった対象者から得られ

たものであり，以下の発言にあるように，家族の意に反して伝えることができなかった場合であった。

　　先生からあと1ヶ月と聞いたとき，すでに母は意識がもうろうとしていたんです。もし母がまだ自分で話したり理解したり動いたりすることができる体調だったら，もちろん伝えたかったですけどね，この状態を前にしてできないじゃないですか。だから伝えませんでした。仕方なかったというかね，もちろんもっと元気なうちに聞いておけばというのはありますけれど，うちの場合は発見が遅かったから先生のせいでもないですしね。まぁ伝えないでいる他なかったということですよ。(40代女性，子ども)

　患者への予後告知は上記のように，「伝える」という選択肢がない場合もあるため，そうした際に「後悔」ではなく「仕方がなかった」と遺族が評価することができるよう，サポートすることが重要になると考えられた。さらに，複数の選択肢のある早期の段階で，家族が検討することを可能にすることも重要であると考えられた。
　また，患者に予後を伝えた場合，伝えなかった場合，どちらにおいても「納得」や「疑問」または「後悔」といった評価をしている対象者がいることが明らかとなった。近年，病名については患者にも告知すべきという見解の一致がほぼ得られており，予後についても，告知をおこなうことが患者や家族の満足感を高めると報告されている (Heyland et al., 2009; Innes & Payne, 2009)。しかし，本研究の結果から，家族にとっては，患者に告知することが必ずしも望ましい選択ではない，と考えられた。そこで，患者への予後の伝え方を決定する際には，それぞれの選択肢にともなうメリットおよびデメリットを明らかにし，家族も含めた十分な検討をおこなうこと，いずれの選択をおこなった場合においても，それぞれの選択から予想されるその後の出来事に対して，医療者が適切な対応をおこなうことが望まれると考えられる。

2-4　予後告知に際する意思決定支援に求められること

　本研究の結果から，日本において患者の予後は，圧倒的に家族のみに伝えられる場合が多いことが確認された。また家族に対する予後告知は医療者の判断でなされるのに対し，患者への伝え方については家族が決定する場合が多いこと，家族が決定する場合，患者に予後を伝えないという選択がされやすいことも示された。以上のことから，がん患者の予後告知に際する支援を検討するにあたっては，①家族に対する告知の方法を改善すること，②家族が患者への伝え方を検討する際の意思決定支援をおこなうこと，③告知後の家族・患者双方へのフォローをおこなうこと，の3点を支援の中心として据えることが，効率的であると考えられた。

　ここで，序章で述べたSDMの観点をふまえながら，予後告知に際する患者の家族に対する支援において，心理職という立場で提供することのできる支援について考える。まず，意思決定支援の根幹をなす十分な情報の提供と整理が必要となる。先述のように，患者への予後告知に際し，家族に意思決定が求められる場合が少なくないことが明らかとなっているが，先行研究の不足から，意思決定の際に家族の参考となる資料は極めて不足しており，医療者にとっても助言のための指針が確立されていない。したがって現在は，その判断は家族に一任されることが一般的であるといわれている（Sheu et al., 2006）。意思決定支援においては，後悔の少ない意思決定をおこなうことが大きな目的とされるが，そのためには，それぞれの選択肢のメリットおよびデメリットについて十分に理解することが重要であるということが報告されている（Connolly & Reb, 2005）。現在，予後告知を受けること，また患者に予後を伝えることによって，家族に生じる影響に関して検討をおこなった研究は存在せず，意思決定をサポートするツールもない。したがって，患者および家族自身に対する予後告知にともなう家族の体験を探索的に明らかにし，それをもとに情報を提供することは，今後，家族が意思決定をおこなう際に，貴重な参考資料となるだろう。

　また，意思決定の前段階における支援として，家族に対する予後告知の方法の改善があげられる。家族に対する予後告知の方法について検討，改善することで，家族に生じる心理的苦痛を少しでも予防，軽減できる可能性がある。こ

のことは家族自身の QOL の向上という観点から重要である。さらに，認知心理学の領域においては，意思決定時の当事者の感情が意思決定における認知処理過程に影響することが指摘されている（Forgas, 1989）。過度なストレス状況下では，当事者の情報処理能力が十分に発揮されないことが報告されており，こうした視点からも，家族への予後告知の質を向上させることは重要であると考えられる。しかし，患者に対する予後告知についてある程度指針が確立されているのに対し，家族に対する告知の指針はまったく整備されておらず，告知をおこなう医師も，何をどのように伝えるのが望ましいかということに迷いを感じているといわれている（Sheu et al., 2006）。患者への告知に関する指針が確立される前には，8 割以上の医師が告知のガイドラインの作成が必要であると回答しており（Grassi et al., 2000），現在同様のことが患者の家族に対する告知という分野において必要であると考えられ，家族にとっての望ましい予後告知のあり方を明らかにすることが求められているといえる。

　最後に，意思決定後に生じる問題を事前に予測し，早い段階で対応することが期待される。医療における意思決定には正解がないといわれるように，いずれの選択をした場合にも，心理社会的な問題が生じる可能性がある。患者家族が抱える心理社会的問題に対応することを目的とし，近年，がん医療現場において心理職が増加しているが（児玉，2007），依然としてその数は十分ではなく，また心理職には家族支援の他にも患者やスタッフの支援，チームのコンサルテーションなど，多様な役割が求められるため，すべての家族と十分な関わりをもつことは非常に困難である。したがって，どのような家族がどのような時期に，どのような困難を抱えやすいのか，ということを体系的に理解し，効率的な介入をおこなうことが，医療現場の実情に即した支援のためには不可欠であると考えられる。

　本書では，以降，先述の 3 点を軸に，予後告知に際する家族の意思決定支援の指針を提案するために組み立てた，5 つの研究を紹介していくこととする。

第3章 家族に対する望ましい予後告知のあり方 [研究2]

3-1 悪い知らせの「伝え方」に関する研究の動向

　予後告知に対する意向を明らかにすることを目的とした研究に続き，近年，予後告知の方法に関しても研究がおこなわれてきた。その結果，患者にとって望ましい予後告知のあり方として，共感的なコミュニケーションであること，医師を信頼していること，医師との間に長期にわたる関係があること，患者の意向をオープンにかつ繰り返し話し合うこと，患者が望む場合には明確で率直な説明がなされること，患者が理解しやすいよう工夫されること，希望やコントロール感が支えられること，多職種チームの中で説明が統一されていること，他の家族との間で良好なコミュニケーションがもたれていることや，医師が最新の治療を知っていること，患者の病気に関する知識を十分にもっていること，痛みのコントロールが可能であると伝えること (Butow et al., 2002)，が重要であると報告された。一方で望ましくない予後告知の方法として，医師が不安そうにすること，患者よりも先に家族に告知をすること，婉曲的な表現を用いること (Hagerty et al., 2005b)，といった要因があげられた。
　こうした点に留意することによって，患者の希望を維持させること，および迫った死に対する準備を促すこと，という2点を並行して実現させることが，患者への予後告知に関する指針として考えられている (Back et al., 2005; Clayton et al., 2005c; Clayton et al., 2008)。
　以上のように，患者に対する予後の伝え方に関しては，近年になって研究が蓄積されはじめ，一定の指針を得るに至っている。しかし，家族に対する予後告知に関しては，実証的な研究がほとんどおこなわれておらず，家族にとっての，望ましい予後告知の方法は明らかになっていない。先行研究の知見および第2章（研究1）の結果から，日本においては家族に対する予後告知が，対患者の告知よりも積極的になされていることが示されており，より経験する機会の多い家族への告知について，その実態を明らかにし，望ましい告知方法の指

3-2 予後の伝え方と遺族の評価との関連に関するデータの収集と分析

3-2-1 対象者

対象施設は，2005年9月1日現在における，ホスピス・緩和ケア病棟承認届出受理施設（A会員153施設）のうち，本章の研究の参加に同意した施設とした[注]。

各施設において2006年10月31日以前に死亡した患者のうち，選択基準（表2-1）を満たす1施設につき80名を2006年10月31日から連続に後ろ向きに同定し，対象者とした。ただし，2004年10月31日以前の死亡者は含めないこととした。また，期間内の適格基準を満たす死亡者数が80名以下の場合は，全例を対象とした。

3-2-2 手続き

調査は2007年5月から2007年12月におこなわれた。

本研究はアンケート調査であるため，明らかな遺族への不利益は生じないと考えられる。ただし，受けたケアを評価することに対する精神的葛藤や，つらい体験に関する心理的苦痛を生じることが予測されるため，調査は，各施設から独立した団体がおこなっていること，回答内容は施設に個人が特定されるかたちで知らされないこと，および調査に回答するかどうかは自由であること，などを明記した趣意書を同封し，対象者に対する説明とした。質問紙の返送をもって研究参加への同意を得たと見なした。なお，本研究は研究計画書を各研究参加施設の倫理委員会へ提出し，承認を得たうえで実施した。

[注] 本章で取り上げる研究は，日本ホスピス・緩和ケア研究振興財団研究事業「遺族によるホスピス・緩和ケアの質の評価に関する研究」（Miyashita et al., 2008c）の付帯研究11として実施した。同研究には13の付帯研究があり，各対象者に無作為に1種類の付帯研究の調査票を送付した。

倫理委員会にて承認の得られた研究参加施設より，事務局へ対象者リストが送付された。事務局にて，各対象者のIDに無作為に1種類の付帯研究を割り付け，調査票一式（調査依頼書，調査票，返信用封筒）を研究参加施設に送付した。その後，研究参加施設では，各対象者のIDにそって，対応する調査票を対象者に郵送した。質問紙を受け取った調査対象者は，自記式質問紙に回答後，同封の返信用封筒で，事務局宛てに返信した。また，発送の1ヶ月後に，事務局にて返送者のIDをもとに未回収者を同定し，督促のための調査票一式（調査依頼書（督促用），調査票，返信用封筒）を作成し，研究参加施設に送付した。研究参加施設では未回収者に対して督促の調査票を送付した。

3-2-3 調査内容

質問紙の調査項目は，患者に対する予後告知（Clayton et al., 2008; Clayton et al., 2005a; Buckley & Herth 2004; Hagerty et al., 2005b），および患者に対する悪い知らせの告知（Morita et al., 2004a; Butow et al., 2002; Curtis et al., 2000）をテーマとした先行研究を参考にして作成した（表3-1）。なお，質問項目の設定は以下の手順でおこなった。第1段階として，筆者が先行研究のレビューをおこない，項目を収集した。次いで，収集された項目について，緩和ケア専門医1名，心理学の研究者3名でディスカッションをおこない，日常の臨床経験をもとに不足していると考えられた項目を追加，内容の重複する項目を削除した。最終的に緩和ケア専門医1名がレビューをおこない，項目の内容および表現の修正をおこなった。

最終的なアウトカム（評価指標）は，国内における医療者家族間コミュニケーションの評価に関する先行研究（Morita et al., 2004a）にならい，「改善の必要性」とし，「1. 改善は必要ない」から「4. 改善が必要な点が非常にある」までの4件法で尋ねた。また，下位のアウトカムとして，先行研究において，予後告知に対する患者の評価と関連することが指摘されている，「希望の喪失」「将来への備えに対する貢献」「情報量に対する評価」という3項目を設定した（Clayton et al., 2008）。「希望の喪失」および「将来への備え」については，「1. まったく感じなかった／役立たなかった」から「5. とても感じた／役立っ

表 3-1　質問紙の調査項目

遺族の属性
(1) 年齢
(2) 性別
(3) 患者との続柄
予後告知のアウトカム
(1) 予後告知のあり方に対する改善の必要性（1項目）
(2) 予後告知による希望の変化（1項目）
(3) 予後告知による将来への備えの変化（1項目）
(4) 情報量に対する評価（1項目）
アウトカムの説明要因
(1) 予後告知の程度（1項目）
(2) 予後告知に際する医師の態度（8項目）
(3) 予後告知の内容（9項目）
(4) 患者・家族それぞれへの予後告知の相違の有無（1項目）
(5) 予後告知の機会提供者（1項目）
(6) 予後告知の方法（6項目）
(7) 患者・家族と医師との関係（1項目）

た」までの5件法を用いて尋ねた。また「情報量に対する評価」については，「1. もっと詳しく知りたかった」から「5. 知りたくなかった」までの5件法で尋ねた。

　アウトカムの説明要因としては，先行研究（Clayton et al., 2005a; Buckley, et al., 2004; Hagerty et al., 2005b; Morita et al., 2004a ; Butow et al, 2002; Curtis et al., 2000）において，告知に対する評価との関連が指摘された，「医師の態度」「告知の内容」「告知の方法」を中心に，計27項目を設定した。「告知の程度」に関しては，「1. 聞かなかった」「2. 「わからない」「答えられない」と言われた」「3. 「あと数週間」「あと数ヶ月」「○ヶ月から○ヶ月ぐらい」のようなおおまかな見通しを聞いた」「4. 「○月まで」「あと○ヶ月」のような具体的な数字を使った説明を聞いた」の4件法で尋ねた。「医師の態度」「予後告知の内容」については，「1. あてはまらない」から「5. とてもあてはまる」の5件法を用いて尋ねた。「患者との相違」については，「1. 聞かなかった」「2. 家族と同じように聞いた」「3. 家族よりも楽観的なものを聞いた」「4. 家族よりも厳しいものを聞いた」という選択肢を用いて，患者が聞いた予後告知について尋ねた。「機会提供者」については，「1. 患者から」「2. 家族から」「3. 医

師から意向を尋ねられた」「4. 医師から」という選択肢を用いて尋ねた。また，「予後告知の方法」については，あてはまる項目すべてに丸をつけるよう依頼した。最後に，医師との関係については，「1. 1年以上」「2. 数ヶ月〜1年」「3. 1ヶ月未満」「4. 初対面」の4件法で尋ねた。

なお，患者の背景情報については，研究参加施設より送付された対象者リストから，年齢，性別，原発部位について情報を得た。

3-2-4 分析方法

がん患者の家族に対する予後告知の実態，および予後告知に対する評価の実態を明らかにすることを目的として，質問紙調査の各項目について，記述統計を集計した。

また，予後告知の影響に関する評価3項目，および，総合的な評価の指標として用いた「改善の必要性」について，関連要因の検討をおこなった。まず，単変量解析を用いて，要因のスクリーニングをおこなった。「情報の量」「希望の喪失」「将来への備え」については，アウトカムの説明要因27項目に関して，t検定およびχ^2検定をおこなった。また，「改善の必要性」については，これらの変数に対象者の属性3項目（年齢，性別，患者との続柄），患者の属性2項目（年齢，性別），および「情報の量」「希望の喪失」「将来への備え」の3項目を加え，同様に検定をおこなった。ここで，各項目は対象者の分布に大きな偏りがあること，および，臨床的な視点からの境界線があることから，スクリーニングに際しては，対象者の分布や選択肢の臨床的意味を参考に，各項目の変数を2値または3値のカテゴリカルデータとして扱った。

まず「情報量の評価」については，情報量の過不足が予後告知への評価に影響するという仮説に基づき，「もっと／もう少し詳しく知りたかった」とした人（少群），「ちょうどよかった」とした人（中群），「あまり／知りたくなかった」とした人（多群）の3群に分類した。また「希望の喪失」と「将来への備え」に関しては，それぞれの認識をもつか否かという差異が重要であること，および対象者の分布がほぼ半数となることから，「とても／感じた（役立った）」と回答した対象者（高群）とそれ以外の対象者（低群）の2群に分類し

た。最後に「改善の必要性」については，改善の必要性の有無が重要であること，および同様に対象者の分布がほぼ半数となることから，「非常に／かなり／少しある」とした群（高群）と，「ない」とした群（低群）にそれぞれ対象者を分類して検定をおこなった。また，「医師の態度」「予後告知の内容」については，主に対象者の分布から，「とても／あてはまる」とそれ以外の 2 つに選択肢を集約したうえで検定をおこなった。なお，疑陽性の危険性を排除するために，ボンフェローニの補正にしたがい，「情報の量」「希望の喪失」「将来への備え」については $p<0.05/27=0.002$ を，「改善の必要性」については $p<0.05/35=0.001$ を有意水準と設定した。また，「情報の量」「希望の喪失」「将来への備え」については $p<0.02$，「改善の必要性」については $p<0.01$ の変数について，有意傾向がみとめられたとした。

　次に，パス解析を用いて階層的重回帰モデルの検定をおこなった。患者を対象としておこなわれた研究の知見を参考に，「情報の量」「希望の喪失」「将来への備え」が「改善の必要性」に影響すること，医師の態度や告知の内容および方法が，直接的または間接的に「改善の必要性」に影響することを仮説とし，モデルの検討をおこなった。まず「改善の必要性」に関する単変量解析において先述のボンフェローニの補正をふまえた有意差，または有意傾向がみとめられた項目を，説明変数として投入し，「改善の必要性」に対する直接効果を示すパス，および「情報の量」「希望の喪失」「将来への備え」を媒介した間接効果を示すパスを作成した。また，この段階で説明変数として選択されなかった要因のうち，「情報量の評価」「希望の喪失」「将来への備え」についての単変量解析において有意差（$p<0.002$）あるいは有意傾向（$p<0.02$）がみとめられた項目を，説明変数として加え，単変量解析の結果にしたがってパスを作成した。その後，すべてのパスが有意になるまで，パスの削除を反復した。

　なお，以上の解析手順に関しては，近接領域における先行研究を参考にした（Morita et al., 2004a; Hirai et al., 2008）。また，すべての解析は SPSS（ver. 11.0）および AMOS（ver. 5.0）を用いておこなった。

第3章 家族に対する望ましい予後告知のあり方

表3-2 対象者（409名）の背景

対象者の属性	人数	（％）	患者の属性	人数	（％）
年齢（平均±SD）　59±12			死亡時年齢（平均±SD）　70±12		
性別			性別		
男性	114	(27.9)	男性	238	(58.2)
女性	291	(71.1)	女性	171	(41.8)
患者との続柄			がんの部位		
配偶者	203	(49.6)	肺	88	(21.5)
子ども	130	(31.8)	胃	54	(13.2)
義理の子ども	23	(5.6)	膵臓	35	(8.6)
きょうだい	28	(6.8)	大腸	30	(7.3)
その他	22	(5.4)	乳	20	(4.9)
			肝臓	22	(5.4)
			その他	157	(38.4)

3-3　データから見える「望ましい」予後の伝え方

3-3-1　対象者の背景

　質問紙を送付した661名のうち，429名から回答を得た（回収率：64.9％）。そのうち，最終的なアウトカムの項目である「予後告知の改善の必要性」に欠損値のあった20名を除外した，409名を分析対象とした。したがって，有効回答率は61.9％であった。対象者および患者の属性について，表3-2にまとめた。対象者の年齢は59±12歳で，約7割が女性であった。また患者との関係としては配偶者がもっとも多く，次いで患者の子ども，義理の子どもが多かった。患者死亡時年齢は70±12歳で，約6割が男性であった。がんの原発部位としては肺がもっとも多く，胃，膵臓と続いた。

3-3-2　家族および患者に対する予後告知の実態

家族および患者に対する予後告知の程度

　対象者自身および患者が受けた予後告知の程度について，表3-3にまとめた。
　対象者の8割以上が，患者の予後についてある程度の告知を受けており，全体の約半数は，ある程度の幅をもったおおまかな見通しを伝えられていた。一

表 3-3 告知の程度の実態

家族への告知	人数	(%)	患者への告知	人数	(%)
聞かなかった	31	(7.6)	聞かなかった	190	(46.5)
「わからない」と言われた	20	(4.9)	家族と同様に聞いた	121	(29.6)
おおまかな見通しを聞いた	213	(52.1)	家族より楽観的に聞いた	48	(11.7)
具体的な数値を聞いた	140	(34.2)	家族より厳しいものを聞いた	19	(4.6)

方，患者については，半数近くが予後について告知を受けていなかった。また告知を受けた患者のうち2割以上が，家族よりもあいまいに，あるいはより楽観的に説明を受けていた。

この結果は，2004年に日本でおこなわれた先行研究の知見（Morita et al., 2004a）とほぼ一致している。家族への告知の程度は，「おおまかな見通し」を伝えられた人が先行研究40％に対し52％，「明確な数値」を伝えられた人が先行研究38％に対し34％と，大きな変化はみとめられなかった。一方，半数近くの対象者が「患者には告知しなかった」と回答しており，家族と同等あるいはそれ以上の情報を患者に伝えていたとした対象者は約4割にとどまった。この結果から，病名告知の場合（Hosaka et al., 1999）と同様に，予後告知に関しても，患者よりも家族に対してより積極的に実施されていることが明らかとなった。

これまで，患者の家族に対する予後告知の実態を探索した研究は，国内外ともにほとんどおこなわれておらず，その実情が明らかにされたことは，意義があるといえる。予後告知は，当事者にとって大きな苦痛をともなうものであることが指摘されてきた（Gordon & Daugherty, 2003; The et al., 2000）。本研究の結果から，非常に高い割合で，家族に対して患者の予後に関する告知がなされるという実態が明らかとなり，家族の苦痛を少しでも軽減する告知の方法を検討することが急務であると考えられた。

告知に際する医師の態度および告知内容・方法の実態

対象者への予後告知に際する医師の態度，告知の内容および方法，告知をおこなった医師との関係ついて，表3-4にまとめた。

告知に際する医師の態度，および告知の内容に関する項目は，患者に対する

表3-4 家族に対する予後告知の実態

	人数	(%)
医師の態度		
(1) 伝えにくそうだったが，一緒につらさをわかろうとする誠意が感じられた	262	(64.1)
(2) 患者や家族の心の準備にあわせて少しずつ説明してくれた	243	(59.4)
(3) 病状や数字だけでなく，実際の心配事の相談にも応じてくれた	242	(59.2)
(4) 最新の治療についてよく知っていた	236	(57.7)
(5) 何を大切にしていくか相談し，価値観を尊重してくれた	229	(56.0)
(6) 比較的状態のよいときから，しておいたほうがよいことについて相談してくれた	213	(52.1)
(7) 在宅療養や食事療法，代替療法などやりたいことが達成できるように一緒に考えてくれた	190	(46.5)
(8) 「あきらめたくない」という気持ちが感じられた	147	(35.9)
告知の内容		
(1) 痛みなどのつらい症状がしっかりとやわらげられることを保証してくれた	315	(77.0)
(2) 臨終の際に患者ができるだけ苦しまないように対処できることを保証した	303	(74.1)
(3) さまざまなことを決めるのは患者で，患者の意思が尊重されると伝えてくれた	276	(67.5)
(4) 今後も継続して診療することを保証した	226	(55.3)
(5) 予測は平均なので患者に必ずあてはまるわけではないと言われた	199	(48.7)
(6) 断定的に治らないと告げられた	172	(42.1)
(7) 生活につながるような見通しを伝えられた	131	(32.0)
(8) 「もう何もできない」と言われた	117	(28.6)
(9) 「医学は日進月歩で治療が開発されるかもしれない」などと言われた	73	(17.8)
告知の方法		
(1) 主に言葉で説明した	275	(67.2)
(2) 一番長く見積もった場合の余命	94	(23.0)
(3) 一番短く見積もった場合の余命	93	(22.7)
(4) 平均余命	65	(15.9)
(5) グラフや表を使った	40	(9.8)
(6) 1年生存率	24	(5.9)
(7) 5年生存率	16	(3.9)
予後告知の機会提供者		
患者	46	(11.2)
家族	144	(35.2)
医師から意向を問われた	23	(5.6)
医師	159	(38.9)
医師との関係		
1年以上	71	(17.4)
数ヶ月～1年	110	(26.9)
1ヶ月未満	94	(23.0)
そのときが初対面	105	(25.7)

予後告知（Clayton et al., 2005a; Buckley, et al., 2004; Hagerty et al., 2004）および，病名告知などの悪い知らせの告知（Butow et al., 2002; Curtis et al., 2000）に関する先行研究において，患者にとって望ましい，あるいは望ましくないと報告された内容を参考にして作成した。医師の態度および告知の内容については，「とてもあてはまる／あてはまる」と回答した対象者，告知の方法については

「あてはまる」と回答した対象者，機会提供者および医師との関係については各選択肢の対象者の人数と割合をそれぞれ集計した。

　医師の態度については，8項目中6項目に関して半数以上の対象者から「あてはまる」との回答が得られた。一方，(8)「「あきらめたくない」という気持ちが医師に感じられた」という項目について，「あてはまる」と回答した対象者は4割弱であった。しかし，同様の項目について患者を対象に調査をおこなった先行研究（Hagerty et al., 2005b）と比較すると，(4)「最新の治療についてよく知っていた」については先行研究98％に対し58％，(7)「在宅療養」や「補完代替医療」についてはそれぞれ89％，82％に対し47％にとどまっていた。また本研究においてもっとも多くの対象者が「あてはまる」とした(1)「つらさをわかろうとした」についても，先行研究93％に対し64％にしか至らなかった。これらの結果から，患者への告知の際に重要とされる，共感的なコミュニケーションや，理解の促進といった点について，家族への告知に際しては，ある程度達成されてはいるものの，依然改善の余地が相当残されていることがうかがえた。また，中でも在宅療養や補完代替医療の相談にのったり，(8)「あきらめたくない」という気持ちを表出したりする医師は，特に少ない傾向にあることが明らかとなった。治療をおこなっても効果が期待されないと診断された後は，目標を達成することといった現実的な希望と，奇跡的な回復といった非現実的な希望を同時に抱くようになる患者が多いことが指摘されており（Clayton et al., 2005a），このことは家族の場合にもあてはまると推察される。在宅療養や補完代替医療といった家族の目標の実現を援助することは現実的な希望を支えることに，また「あきらめたくない」という気持ちを示すことは家族の非現実的な希望に共感することにつながると考えられるため重要であるといえ，改善が求められる。

　また予後告知の内容については，(1)「十分な症状緩和」および(2)「臨終時の苦痛への対処」に関して，7割以上の対象者が，その他，(3)「患者の意思の尊重」や(4)「継続診療」といった項目について，半数以上の対象者が説明を受けており，予後の告知に際し，できることに関する情報をあわせて提供する医師が多いことが明らかとなった。一方で，前出の先行研究（Hagerty et al., 2005b）と比較すると，(7)「生活につながる見通し」に関しては先行研究94％

第3章　家族に対する望ましい予後告知のあり方

に対して本研究32%など、医師の態度同様に日本の家族に対する予後告知は今後さらに改善が必要であることがうかがえた。また同先行研究において、「できないことではなくできることを強調した」と回答した患者は92%にのぼっており、本研究において「症状緩和」や「臨終時の対応」について説明された対象者が約7割、約4割の対象者が治癒の見込みについて(6)「断定的に」ないと告げられる経験をしており、約3割と少数ではあるが、(8)「何もできない」と告げられた対象者もいたことを考えると、やはり課題が残っているといえる。この点に関しては、10年前におこなわれた研究（Okamura et al., 1998）においても、患者に対する告知に関する指針として、治療が不可能な状態であっても、「何もできない」と伝えるのではなく、治療以外に可能なことについて強調する、ということが推奨されているが、依然として普及が十分ではないことがうかがえた。

　予後告知の際に図や表を用いて説明を受けた対象者は非常に少なく、約7割が主に言葉による説明を受けていた。また平均予後や生存率といったデータを使った説明を受けた対象者も2割以下にとどまっていた。患者を対象とした調査では、図や表よりも言葉による説明のほうが好まれると報告されており（Hagerty et al., 2004）、本研究で示された実態はおおむね家族の意向にもそっているものと推察された。また平均予後や生存率といったデータを使った説明を受けた対象者も2割以下にとどまっていた。これらの結果から、治癒が望めなくなってからの予後の告知においては、詳細なデータを使った説明はほとんどおこなわれず、それよりも「告知の内容」の部分で検討したような補足説明に、より重点がおかれているものと考えられた。

　予後に関する話をする機会を提供した人については、医師がもっとも多く約4割で、次いで家族の場合が多かった。医師から、予後について説明をしたほうがよいかどうか尋ねられたという対象者は非常に少数であった。最後に、予後告知をおこなった医師と関わりがあった期間については特に偏りがなく、1年以上の長期にわたる関係があった対象者がいる一方で、初対面の医師から告知を受けた対象者もいた。Butowら（2002）では、患者にとっての望ましい予後告知の要素の1つとして、医師との長期にわたる関係があることが報告されていた。しかし、実際には病気が発覚した時点ですでに終末期であり、初対面

の医師から予後の告知を受けることも少なくないことが明らかとなった。

3-3-3　予後告知に対する遺族の評価の実態

改善の必要性に関する認識

　本研究の最終的なアウトカムである，予後告知の「改善の必要性」について，対象者の認識を表3-5にまとめた。

　自身が受けた予後告知については，約4割の対象者が「改善は必要ない」と回答し，同じく約4割が「改善が必要な点が少しある」と回答した。その一方で，「改善が必要な点がかなり／非常にある」と回答した対象者も約2割存在した。いずれの選択肢の割合も，積極的治療の中断および緩和ケアへの移行に関するコミュニケーションに対する家族の評価を扱った先行研究（Morita et al., 2004a）の結果とほぼ一致していた。がんに関する悪い知らせの告知に対する患者の評価を検討した米国の研究（Ptacek & Ptacek, 2001）において，72％の患者が告知の方法に「満足している」と回答していたことと比較すると，日本における家族への告知の方法には依然として改善の余地がかなり残されているということができる。

告知の影響に対する評価

　予後告知の影響に関する評価として設定した，「情報量の評価」「希望の喪失」「将来への備えへの有用性」について，表3-6にまとめた。

　予後告知の情報量については，約半数が「ちょうどよかった」と回答していた。また，「もっと／もう少し詳しく知りたかった」と回答し，情報量が少なかったと認識している対象者は3割強，「あまり／知りたくなかった」と回答し，情報量が多かったと認識している対象者は2割弱であった。患者に対する予後告知の場合，患者がどの程度の情報を知りたいと希望しているかを確認し，それにあわせて告知をおこなうことが重要であると指摘されているが（Butow et al., 2002），本研究の結果から，家族の希望にそった量の告知がなされている割合は半数にすぎないことが明らかとなった。小児がん患児の親を対象に，予後告知に対する評価を検討した先行研究（Mack et al., 2006）において，67％の

対象者が適切な量の情報を得たと回答していたことと比較すると，本研究の結果は今後の改善が強く望まれることを示しているといえよう。また一方で，先行研究において情報量が「多かった」と回答した対象者が187名中1名のみであったのに対し，本研究においては対象者の15%が情報量について「多かった」と回答していた。先行研究では予後告知を受けた家族の割合が本研究よりも高かった（93%）ことも考えあわせ，日本においては予後をあまり知りたくないと考える家族の存在を軽視することはできないものと考えられた。

また本研究では，告知の情報量に関する評価に加え，患者に対する予後告知の目指す方向として特に重要であると指摘されている，希望の維持および将来への備えの促進という2点を，予後告知に対する遺族の評価を検討する項目として設定した。

表 3-5 改善の必要性に関する認識

	人数	(%)
改善は必要ない	163	(39.9)
改善が必要な点が少しある	167	(40.8)
改善が必要な点がかなりある	47	(11.5)
改善が必要な点が非常にある	32	(7.8)

表 3-6 予後告知に対する家族の評価

	人数	(%)
情報量について		
もっと詳しく知りたかった	56	(13.7)
もう少し詳しく知りたかった	81	(19.8)
ちょうどよかった	205	(50.1)
あまり知りたくなかった	48	(11.7)
知りたくなかった	13	(3.2)
希望を失ったように		
まったく感じなかった	20	(4.9)
あまり感じなかった	68	(16.6)
やや感じた	105	(25.7)
感じた	106	(25.9)
とても感じた	101	(24.7)
将来の心の準備とすることに		
まったく役立たなかった	14	(3.4)
あまり役立たなかった	44	(10.8)
やや役立った	108	(26.4)
役立った	177	(43.3)
とても役立った	57	(13.9)

希望の喪失については，予後告知を受けて「希望を失ったように感じた／とても感じた」と回答した人が約半数を占めた。一方，予後告知を受けても「希望を失ったようにあまり／まったく感じなかった」と回答した対象者も約2割存在した。

将来への備えに対する有用性については，予後の告知が「役立った／とても役立った」と回答した対象者が半数以上だった。その一方で，1割強と少数ではあるが，「あまり／まったく役立たなかった」と回答した対象者もいた。これまで患者や医師，看護師を対象とした質的研究から，予後告知における重要な要素として希望の維持や将来への備えの促進が指摘されてきた（Back et al.,

2005; Clayton et al., 2005c; Clayton et al., 2008）。しかし，実際に予後告知がどの程度患者や家族の希望や備えに影響を与えるのか，ということを量的に検討した研究はおこなわれていない。本研究によって，日本における予後告知が家族に与える影響の実態を明らかにすることができたのは，有意義であったといえよう。

3-3-4　改善の必要性の関連要因の検討

単変量解析による要因のスクリーニング

「改善の必要性」「情報量の評価」「希望の喪失」「将来への備えに対する有用性」について単変量解析を用いてスクリーニングをおこなった結果を，それぞれ表3-7，表3-8，表3-9，表3-10に示す。

「改善の必要性」については，「情報量の評価」「希望の喪失」「将来への備え」の3項目，医師の態度7項目，告知の内容4項目の，計14項目において，群間で有意差（$p<0.001$）がみとめられた。また，医師の態度，告知の内容それぞれ1項目において，群間で有意傾向（$p<0.01$）がみとめられた。以上の計16項目を，「改善の必要性」の説明変数として選択することとした。「情報量の評価」については，医師の態度3項目および対象者に対する告知の程度において，群間に有意差がみとめられた。さらに，医師の態度2項目と，告知の内容2項目において，群間に有意傾向がみとめられた。次いで「希望の喪失」に関しては，告知の内容2項目において，有意傾向がみとめられたのみであった。最後に「将来への備えに対する有用性」については，医師の態度4項目と告知の内容3項目において有意差が，医師の態度2項目と告知の内容1項目において有意傾向がみとめられた。これらの項目のうち，「改善の必要性」に関する解析において有意差あるいは有意傾向がみとめられなかったのは，対象者に対する告知の程度のみであった。したがって，上述の項目に加え，対象者に対する告知の程度を「情報量の評価」の説明変数として選択することとした。

患者への予後告知に関する先行研究においては，図や表，あるいは平均予後といった，予後について説明する方法ないし手段についても検討がなされ，患者の意向が異なることが指摘されてきた（Hagerty et al., 2004）。しかし本研究

においては，いずれの評価項目についても，告知の方法に関して群間差はみとめられなかった。また，対象者自身が受けた告知の程度についても，「情報量の評価」において有意差がみとめられたのみであった。これらの結果から，予後告知をおこなう際にどのような手段を用いて，どの程度具体的な説明をおこなうか，ということについては，意向の違いはあるとしても，その後の評価とはあまり関連しないものと考えられた。一方で，告知に際する医師の態度に関しては8項目すべてが，また告知の内容についても9項目中半数以上の5項目が，説明変数として選択された。この結果は，患者に対する望ましい予後告知のあり方を探索した研究（Butow et al., 2002; Hagerty et al., 2005b）や，予後告知のガイドライン（Okamura et al., 1998）において，予後そのものをどのような方法を用いて伝えるかということよりも，どのように伝えるか，予後とあわせてどのような情報を伝えるか，といった点について主に着目されていることと整合するといえる。

また，「改善の必要性」に関する単変量解析において，「情報量の評価」を「あまり／知りたくなかった」とした対象者の割合が両群でほとんど変わらなかったのに対し，「もっと／もう少し詳しく知りたかった」と回答した対象者の割合に大きな群間差が見られたことは注目すべき点である。この結果から，情報量が適切でないと評価された場合の中でも，特に家族が求めている情報量に比べて不足している場合に，低い評価につながることがうかがえた。また，この結果は家族の意向と比較して，医師が予後告知に対して消極的である実情を示しているとも考えられた。患者に対する予後告知においては，患者の希望に対して，さまざまな理由から医師が告知を回避する傾向が指摘されているが（Mack et al., 2006; Back et al., 2005; The et al., 2000; Lamont et al., 2001），家族の場合にも同様の状況が生じていることがうかがえた。

階層的重回帰モデルの検討
予後告知に対する「改善の必要性」が，「情報量の評価」「希望の喪失」「将来への備え」による直接的影響および，医師の態度，告知の内容といった説明変数による，直接または間接的な影響によって説明される，という階層的重回帰モデルを仮定し，パス解析を用いて検討をおこなった。

表 3-7 「改善の必要性」に関する単変量解析結果

	低群 163人		高群 246人		p
	人数	(%)	人数	(%)	(χ^2 test)
予後告知の程度					0.765
聞かなかった	12	(7.4)	19	(7.7)	
「わからない」と言われた	6	(3.7)	14	(5.7)	
おおまかな見通しを聞いた	88	(54.0)	125	(50.8)	
具体的な数値を聞いた	56	(34.4)	84	(34.1)	
医師の態度					
伝えにくそうだったが，一緒につらさをわかろうとする誠意が感じられた	129	(79.1)	133	(54.1)	0.000**
患者や家族の心の準備にあわせて少しずつ説明してくれた	126	(77.3)	117	(47.6)	0.000**
病状や数字だけでなく，実際の心配事の相談にも応じてくれた	121	(74.2)	121	(49.2)	0.000**
最新の治療についてよく知っていた	111	(68.1)	125	(50.8)	0.000**
何を大切にしていくか相談し，価値観を尊重してくれた	115	(70.6)	114	(46.3)	0.000**
比較的状態のよいときから，しておいたほうがよいことについて相談してくれた	103	(63.2)	110	(44.7)	0.000**
在宅療養などやりたいことが達成できるように一緒に考えてくれた	93	(57.1)	97	(39.4)	0.000**
「あきらめたくない」という気持ちが感じられた	73	(44.8)	74	(30.1)	0.002*
告知の内容					
痛みなどのつらい症状がしっかりとやわらげられることを保証してくれた	146	(89.6)	169	(68.7)	0.000**
臨終の際に患者ができるだけ苦しまないように対処できることを保証した	139	(85.3)	164	(66.7)	0.000**
さまざまなことを決めるのは患者で，患者の意思が尊重されると伝えてくれた	127	(77.9)	149	(60.6)	0.000**
今後も継続して診療することを保証した	111	(68.1)	115	(46.7)	0.000**
予測は平均なので患者に必ずあてはまるわけではないと言われた	80	(49.1)	119	(48.4)	0.484
断定的に治らないと告げられた	63	(38.7)	109	(44.3)	0.151
生活につながるような見通しを伝えられた	54	(33.1)	77	(31.3)	0.389
「もう何もできない」と言われた	32	(19.6)	85	(34.6)	0.001*
「医学は日進月歩で治療が開発されるかもしれない」などと言われた	30	(18.4)	43	(17.5)	0.455
患者との相違					0.848
患者は予後を聞かなかった	76	(46.6)	114	(46.3)	
同様の内容を聞いた	49	(30.1)	72	(29.3)	
家族よりも楽観的に聞いた	16	(9.8)	32	(13.0)	
家族よりも厳しく聞いた	9	(5.5)	10	(4.1)	

	低群 163人		高群 246人		p
	人数	(%)	人数	(%)	(χ^2 test)
予後告知の機会提供者					0.270
患者	20	(12.3)	26	(10.6)	
家族	66	(40.5)	78	(31.7)	
医師	64	(39.3)	118	(48.0)	
告知の方法					
主に言葉で説明した	109	(66.9)	166	(67.5)	0.511
一番長く見積もった場合の余命	40	(24.5)	54	(22.0)	0.542
一番短く見積もった場合の余命	38	(23.3)	55	(22.4)	0.518
平均余命	26	(16.0)	39	(15.9)	0.600
グラフや表を使った	14	(8.6)	26	(10.6)	0.524
1年生存率	12	(7.4)	12	(4.9)	0.373
5年生存率	8	(4.9)	8	(3.3)	0.441
医師との関係					0.449
1年以上	17	(10.2)	18	(7.3)	
数ヶ月〜1年	27	(16.6)	27	(10.9)	
1ヶ月未満	22	(13.5)	24	(9.6)	
そのときが初対面	26	(16.2)	25	(10.2)	
情報量について					0.000**
もっと詳しく知りたかった	3	(1.8)	53	(21.5)	
もう少し詳しく知りたかった	3	(1.8)	78	(31.7)	
ちょうどよかった	130	(79.8)	75	(30.5)	
あまり知りたくなかった	17	(10.4)	31	(12.6)	
知りたくなかった	7	(4.3)	6	(2.4)	
希望を失ったように					0.000**
まったく感じなかった	19	(11.7)	1	(0.4)	
あまり感じなかった	38	(23.3)	30	(12.2)	
やや感じた	36	(22.1)	69	(28.0)	
感じた	39	(23.9)	67	(27.2)	
とても感じた	28	(17.2)	73	(29.7)	
将来の心の準備とすることに					0.000**
まったく役立たなかった	2	(1.2)	12	(4.9)	
あまり役立たなかった	5	(3.1)	39	(15.9)	
やや役立った	42	(25.8)	66	(26.8)	
役立った	81	(49.7)	96	(39.0)	
とても役立った	31	(19.0)	26	(10.6)	

** $p<0.002$, * $p<0.02$

表 3-8 「情報量の評価」に関する単変量解析結果

	少群 137 人		中群 205 人		多群 61 人		p
	人数	(%)	人数	(%)	人数	(%)	(χ^2 test)
予後告知の程度							0.000**
聞かなかった	11	(8.0)	7	(3.4)	13	(21.3)	
「わからない」と言われた	12	(8.8)	6	(2.9)	2	(3.3)	
おおまかな見通しを聞いた	66	(48.2)	113	(55.1)	31	(50.8)	
具体的な数値を聞いた	45	(32.8)	78	(38.0)	14	(23.0)	
医師の態度							
伝えにくそうだったが，一緒につらさをわかろうとする誠意が感じられた	69	(50.4)	154	(75.1)	36	(59.0)	0.000**
患者や家族の心の準備にあわせて少しずつ説明してくれた	67	(48.9)	142	(69.3)	31	(50.8)	0.000**
病状や数字だけでなく，実際の心配事の相談にも応じてくれた	69	(50.4)	140	(68.3)	31	(50.8)	0.001**
最新の治療についてよく知っていた	65	(47.4)	137	(66.8)	30	(49.2)	0.001**
何を大切にしていくか相談し，価値観を尊重してくれた	63	(46.0)	135	(65.9)	28	(45.9)	0.000**
比較的状態のよいときから，しておいたほうがよいことについて相談してくれた	60	(43.8)	121	(59.0)	29	(47.5)	0.016
在宅療養などやりたいことが達成できるように一緒に考えてくれた	57	(41.6)	101	(49.3)	29	(47.5)	0.372
「あきらめたくない」という気持ちが感じられた	43	(31.4)	81	(39.5)	22	(36.1)	0.309
告知の内容							
痛みなどのつらい症状がしっかりとやわらげられることを保証してくれた	92	(67.2)	173	(84.4)	45	(73.8)	0.001**
臨終の際に患者ができるだけ苦しまないように対処できることを保証した	91	(66.4)	165	(80.5)	43	(70.5)	0.011
さまざまなことを決めるのは患者で，患者の意思が尊重されると伝えてくれた	86	(62.8)	146	(71.2)	40	(65.6)	0.248
今後も継続して診療することを保証した	62	(45.3)	128	(62.4)	33	(54.1)	0.007*
予測は平均なので患者に必ずあてはまるわけではないと言われた	68	(49.6)	103	(50.2)	24	(39.3)	0.306
断定的に治らないと告げられた	69	(50.4)	74	(36.1)	26	(42.6)	0.032
生活につながるような見通しを伝えられた	45	(32.8)	69	(33.7)	15	(24.6)	0.398
「もう何もできない」と言われた	44	(32.1)	54	(26.3)	17	(27.9)	0.507
「医学は日進月歩で治療が開発されるかもしれない」などと言われた	27	(19.7)	33	(16.1)	12	(19.7)	0.641

	少群 137 人		中群 205 人		多群 61 人		p
	人数	(%)	人数	(%)	人数	(%)	(χ^2 test)
患者との相違							0.609
患者は予後を聞かなかった	66	(48.2)	85	(41.5)	37	(60.7)	
同様の内容を聞いた	37	(27.0)	69	(33.7)	13	(21.3)	
家族よりも楽観的に聞いた	17	(12.4)	29	(14.1)	2	(3.3)	
家族よりも厳しく聞いた	6	(4.4)	11	(5.4)	2	(3.3)	
予後告知の機会提供者							0.221
患者	14	(67.2)	27	(84.4)	4	(73.8)	
家族	48	(35.0)	77	(37.6)	19	(31.1)	
医師	62	(45.3)	84	(41.0)	32	(52.5)	
告知の方法							
主に言葉で説明した	88	(64.2)	147	(71.7)	35	(57.4)	0.067
一番長く見積もった場合の余命	25	(18.2)	52	(25.4)	15	(24.6)	0.135
一番短く見積もった場合の余命	34	(24.8)	50	(24.4)	7	(11.5)	0.047
平均余命	19	(13.9)	38	(18.5)	6	(9.8)	0.093
グラフや表を使った	18	(13.1)	17	(8.3)	4	(6.6)	0.090
1年生存率	9	(6.6)	12	(5.9)	3	(4.9)	0.222
5年生存率	7	(5.1)	9	(4.4)	0	(0.0)	0.074
医師との関係							0.359
1年以上	22	(16.1)	43	(21.0)	5	(8.2)	
数ヶ月～1年	37	(27.0)	51	(24.9)	21	(34.4)	
1ヶ月未満	35	(25.5)	36	(17.6)	13	(21.3)	
そのときが初対面	34	(24.8)	54	(26.3)	16	(26.2)	

** $p<0.002$, * $p<0.02$

表 3-9 「希望の喪失」に関する単変量解析結果

	低群 193 人		高群 216 人		p
	人数	(%)	人数	(%)	(χ^2 test)
予後告知の程度					0.468
聞かなかった	11	(5.7)	20	(9.3)	
「わからない」と言われた	11	(5.7)	9	(4.2)	
おおまかな見通しを聞いた	107	(55.4)	106	(49.1)	
具体的な数値を聞いた	62	(32.1)	78	(36.1)	
医師の態度					
伝えにくそうだったが，一緒につらさをわかろうとする誠意が感じられた	134	(69.4)	128	(59.3)	0.021
患者や家族の心の準備にあわせて少しずつ説明してくれた	119	(61.7)	124	(57.4)	0.220
病状や数字だけでなく，実際の心配事の相談にも応じてくれた	123	(63.7)	119	(55.1)	0.047
最新の治療についてよく知っていた	123	(63.7)	113	(52.3)	0.013
何を大切にしていくか相談し，価値観を尊重してくれた	118	(61.1)	111	(51.4)	0.030
比較的状態のよいときから，しておいたほうがよいことについて相談してくれた	102	(52.8)	111	(51.4)	0.422
在宅療養などやりたいことが達成できるように一緒に考えてくれた	93	(48.2)	97	(44.9)	0.286
「あきらめたくない」という気持ちが感じられた	67	(34.7)	80	(37.0)	0.350
告知の内容					
痛みなどのつらい症状がしっかりとやわらげられることを保証してくれた	151	(78.2)	164	(75.9)	0.331
臨終の際に患者ができるだけ苦しまないように対処できることを保証した	156	(80.8)	147	(68.1)	0.002**
さまざまなことを決めるのは患者で，患者の意思が尊重されると伝えてくれた	136	(70.5)	140	(64.8)	0.133
今後も継続して診療することを保証した	120	(62.2)	106	(49.1)	0.005*
予測は平均なので患者に必ず当てはまるわけではないと言われた	97	(50.3)	102	(47.2)	0.304
断定的に治らないと告げられた	72	(37.3)	100	(46.3)	0.041
生活につながるような見通しを伝えられた	64	(33.2)	67	(31.0)	0.360
「もう何もできない」と言われた	48	(24.9)	69	(31.9)	0.070
「医学は日進月歩で治療が開発されるかもしれない」などと言われた	32	(16.6)	41	(19.0)	0.308
患者との相違					0.069
患者は予後を聞かなかった	66	(34.2)	85	(39.4)	
同様の内容を聞いた	37	(19.2)	69	(31.9)	
家族よりも楽観的に聞いた	17	(8.8)	29	(13.4)	
家族よりも厳しく聞いた	6	(3.1)	11	(5.1)	

	低群 193 人		高群 216 人		p
	人数	(%)	人数	(%)	(χ^2 test)
予後告知の機会提供者					0.221
患者	14	(7.3)	27	(12.5)	
家族	48	(24.9)	77	(35.6)	
医師	62	(32.1)	84	(38.9)	
告知の方法					
主に言葉で説明した	136	(70.5)	139	(64.4)	0.080
一番長く見積もった場合の余命	44	(22.8)	50	(23.1)	0.083
一番短く見積もった場合の余命	47	(24.4)	46	(21.3)	0.133
平均余命	35	(18.1)	30	(13.9)	0.059
グラフや表を使った	15	(7.8)	25	(11.6)	0.041
1 年生存率	14	(7.3)	10	(4.6)	0.056
5 年生存率	7	(3.6)	9	(4.2)	0.083
医師との関係					0.381
1 年以上	40	(20.7)	33	(15.3)	
数ヶ月～1 年	48	(24.9)	65	(30.1)	
1 ヶ月未満	43	(22.3)	54	(25.0)	
そのときが初対面	53	(27.5)	58	(26.9)	

** $p<0.002$, * $p<0.02$

表3-10 「将来への備えに対する有用性」に関する単変量解析結果

	低群 166人 人数	(%)	高群 243人 人数	(%)	p (χ^2 test)
予後告知の程度					0.349
聞かなかった	13	(7.8)	18	(7.4)	
「わからない」と言われた	10	(6.0)	10	(4.1)	
おおまかな見通しを聞いた	92	(55.4)	121	(49.8)	
具体的な数値を聞いた	48	(28.9)	92	(37.9)	
医師の態度					
伝えにくそうだったが,一緒につらさをわかろうとする誠意が感じられた	95	(57.2)	167	(68.7)	0.012*
患者や家族の心の準備にあわせて少しずつ説明してくれた	77	(46.4)	166	(68.3)	0.000**
病状や数字だけでなく,実際の心配事の相談にも応じてくれた	80	(48.2)	162	(66.7)	0.000**
最新の治療についてよく知っていた	81	(48.8)	155	(63.8)	0.002**
何を大切にしていくか相談し,価値観を尊重してくれた	70	(42.2)	159	(65.4)	0.000**
比較的状態のよいときから,しておいたほうがよいことについて相談してくれた	64	(38.6)	149	(61.3)	0.000**
在宅療養などやりたいことが達成できるように一緒に考えてくれた	70	(42.2)	120	(49.4)	0.091
「あきらめたくない」という気持ちが感じられた	47	(28.3)	100	(41.2)	0.005*
告知の内容					
痛みなどのつらい症状がしっかりとやわらげられることを保証してくれた	110	(66.3)	205	(84.4)	0.000**
臨終の際に患者ができるだけ苦しまないように対処できることを保証した	110	(66.3)	193	(79.4)	0.002**
さまざまなことを決めるのは患者で,患者の意思が尊重されると伝えてくれた	96	(57.8)	180	(74.1)	0.000**
今後も継続して診療することを保証した	74	(44.6)	152	(62.6)	0.000**
予測は平均なので患者に必ず当てはまるわけではないと言われた	75	(45.2)	124	(51.0)	0.144
断定的に治らないと告げられた	71	(42.8)	101	(41.6)	0.444
生活につながるような見通しを伝えられた	43	(25.9)	88	(36.2)	0.018*
「もう何もできない」と言われた	55	(33.1)	62	(25.5)	0.059
「医学は日進月歩で治療が開発されるかもしれない」などと言われた	32	(19.3)	41	(16.9)	0.310
患者との相違					0.069
患者は予後を聞かなかった	80	(48.2)	118	(48.6)	
同様の内容を聞いた	49	(29.5)	76	(31.3)	
家族よりも楽観的に聞いた	20	(12.0)	28	(11.5)	
家族よりも厳しく聞いた	2	(1.2)	17	(7.0)	

	低群 166人		高群 243人		p
	人数	(%)	人数	(%)	(χ^2 test)
予後告知の機会提供者					0.807
患者	17	(10.2)	31	(12.8)	
家族	58	(34.9)	91	(37.4)	
医師	77	(46.4)	107	(44.0)	
告知の方法					
主に言葉で説明した	102	(61.4)	173	(71.2)	0.057
一番長く見積もった場合の余命	33	(19.9)	61	(25.1)	0.414
一番短く見積もった場合の余命	32	(19.3)	61	(25.1)	0.308
平均余命	26	(15.7)	39	(16.0)	0.946
グラフや表を使った	16	(9.6)	24	(9.9)	0.985
1年生存率	8	(4.8)	16	(6.6)	0.711
5年生存率	5	(3.0)	11	(4.5)	0.697
医師との関係					0.850
1年以上	26	(15.7)	47	(19.3)	
数ヶ月～1年	49	(29.5)	64	(26.3)	
1ヶ月未満	43	(25.9)	54	(22.2)	
そのときが初対面	42	(25.3)	69	(28.4)	

** $p<0.002$, * $p<0.02$

まず，3つの下位評価項目および，医師の態度8項目，告知の内容5項目から「改善の必要性」に，直接効果を示すパスを作成した。続いて，医師の態度8項目，告知の内容5項目から，3つの下位評価項目に向けたパスを作成した。さらに，対象者への告知の程度から「情報量の評価」へパスをひいた。また，すべての説明変数について相関分析をおこなった結果，医師の態度8項目と告知の内容5項目の計13項目の間において，すべての変数間に有意な相関がみとめられたため，これらの相関を示す双方向のパスを作成した。この後，すべてのパスが有意になるまでパスの削除を反復した結果，最終的に図3-1のモデルが得られた。

　解析の過程において，「実際の心配事の相談にも応じてくれた」「比較的状態のよいときから，しておいたほうがよいことについて相談してくれた」「やりたいことが達成できるように一緒に考えてくれた」「「あきらめたくない」という気持ちが感じられた」という医師の態度4項目および，「症状がしっかりとやわらげられることを保証してくれた」「臨終の際に苦しまないように対処できることを保証した」という告知の内容2項目，対象者への告知の程度は，これらの項目からひかれたすべてのパスが削除されたため，モデルから取り除いた。なお，図が煩雑になるため，誤差変数および相関を示すパスは削除して示してある。

　最終的に得られたモデルにおいて，「改善の必要性」の41％が，説明変数によって説明されていた。解析の結果，「情報量の評価」「希望の喪失」「将来への備えに対する有用性」という3つの下位評価項目および，「心の準備にあわせて少しずつ説明してくれた」という医師の態度，「「何もできない」と言われた」「患者の意思が尊重されると伝えてくれた」という告知の内容が，「改善の必要性」に対して有意に直接影響をおよぼしていた。この結果から，①情報量が足りていると評価しており，②希望を失ったとは感じておらず，③将来への備えに役立ったと感じられ，④「何もできない」と言われることがなく，⑤患者の意思が尊重されると伝えられることにより，遺族の視点からの「改善の必要性」が低く評価されることが明らかとなった。

　また，「つらさをわかろうとする誠意が感じられた」という医師の態度は，「情報量の評価」を介して間接的に影響をおよぼしており，「最新の治療につい

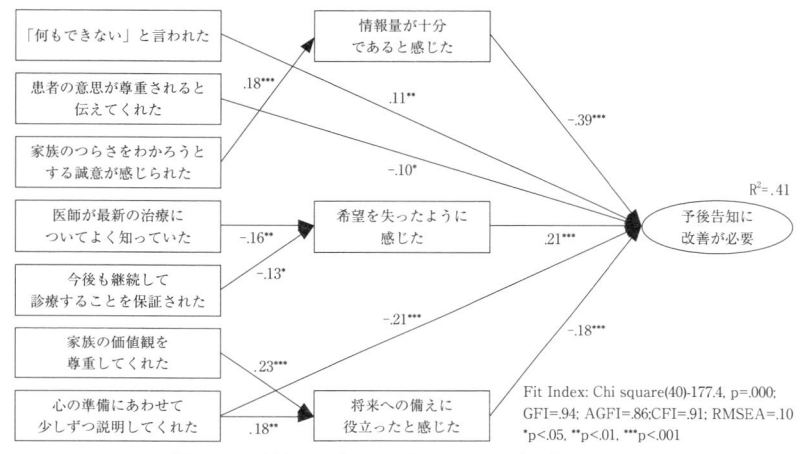

第3章 家族に対する望ましい予後告知のあり方

図3-1 遺族の評価に関する階層的重回帰モデル

モデル中の数値: 「何もできない」と言われた → 情報量が十分であると感じた (.18***); 患者の意思が尊重されると伝えてくれた → .11**; 家族のつらさをわかろうとする誠意が感じられた → -.10*; 医師が最新の治療についてよく知っていた → 希望を失ったように感じた (-.16**); 今後も継続して診療することを保証された (-.13*); 家族の価値観を尊重してくれた → -.21***, .23***; 心の準備にあわせて少しずつ説明してくれた → 将来への備えに役立ったと感じた (.18**); 情報量が十分であると感じた → 予後告知に改善が必要 (-.39***); 希望を失ったように感じた → .21***; 将来への備えに役立ったと感じた → -.18***; $R^2 = .41$

Fit Index: Chi square(40)-177.4, p=.000; GFI=.94; AGFI=.86; CFI=.91; RMSEA=.10
*p<.05, **p<.01, ***p<.001

てよく知っていた」「今後も継続して診療することを保証した」という2項目は「希望の喪失」を介して間接的に関連が見られた。さらに，「価値観を尊重してくれた」「心の準備にあわせて少しずつ説明してくれた」という2項目は「将来への備えに対する有用性」を介して，有意な影響を与えていた。

　すべての変数の中で，家族にとっての主観的な情報量が，改善の必要性に対してもっとも大きな影響をおよぼしていた。つまり，本研究の結果から，告知に際する情報の量について「もっと詳しく知りたかった」と評価している遺族ほど，予後告知を改善する必要が高いと感じていることが明らかとなった。小児がん患児の親を対象とした先行研究において，ほぼすべての対象者が，予後告知について非常に苦痛をともなうものであると感じていると同時に，できる限り詳細な情報を求めているという結果が得られた（Mack et al., 2006）。本研究から，このことは，成人患者の家族においても同様であることが示唆された。したがって，告知をおこなう医師は，家族のニーズを把握したうえで，できるだけ多くの情報を提供することが重要であるといえよう。

　次に，家族の希望を維持させること，および家族が将来のための準備をする際に役立つこともまた，遺族の評価に大きく影響することが示された。患者に対する予後告知に関する指針として先行研究から，これらの2点は目指すべき

目標として指摘されてきた（Back et al., 2005）。本研究の結果は先行研究の示唆を支持しており，患者だけでなく家族を対象とした場合にも，希望の維持および将来への備えを実現することが，重要な要素であることが明らかとなった。希望を維持しながら将来の死に備えるということは，しばしば矛盾しており相反する目標であるといわれており，そのため，医師にとって非常に困難な課題であると考えられている。患者に対する予後告知の場合，起こりうることがらをすべて患者に伝え，患者に治癒から死までを含む幅広い視野をもたせることによって，この2つの課題を並行して達成することが可能であるといわれている（Back et al., 2005; Ngo-Metzger et al., 2008）。本研究において，希望の喪失を感じさせない要因としては，医師が最新の治療についてよく知っていること，および継続診療を保証されること，という2点が明らかとなった。このことから，日本の家族は患者の終末期においては，治癒に対してではなく患者に十分なケアが提供されることに対して，希望を抱くことが示唆された。一方で，将来への備えについては，心の準備にあわせて少しずつ説明されること，および医師が家族の価値観を尊重してくれたこと，という要因によって有意に説明されていた。家族や患者の心の準備にあわせて説明するということは，改善の必要性に対して直接的な影響もおよぼしており，特に重要な要因であることがうかがえた。この結果から，予後に関して詳細な説明をおこなうことは，家族が将来的な死別に備えることに役立つ一方で，家族がどの程度告知を受ける準備ができているか，またどの程度知りたいと思っているか，といったことを十分に考慮することが必要であると考えられた。以上の結果から，患者や家族の心の準備や心情に配慮しながら，今後医師としてできることについてあわせて説明をおこなうことで，家族の希望を維持しながら将来への備えを促進することは，同時に実現することが可能であるということができるだろう。

　また，予後告知の際に医師から「何もできない」と伝えられた場合，遺族が感じる改善の必要性が高まることが明らかになった。本研究の対象者のうち約2割が，医師から「何もできない」と告げられていた。積極的抗がん治療の中断の告知に関して，患者および家族の評価を検討した先行研究においても，医師からあきらめととれるような発言を受けた場合に，深刻な心理的苦痛が生じると報告されており（Morita et al., 2004a; Friedrichsen et al., 2002），本研究の結果

もこの知見を支持するものであった。先述の結果ともあわせて、このことから、予後を告げる際に、症状コントロールをはじめ、今後できることについて強調することが望まれると考えられる。

さらに、医師から患者の意思を尊重すると伝えられた遺族ほど、改善の必要性を低く認識していたという結果は注目に値するだろう。先行研究から、終末期におけるさまざまな意思決定に患者の意向を反映させるためには、患者自身に対して予後を告知することが不可欠であると指摘されてきた（Weissman, 2004）。その一方で、日本においては7割以上の医師が、家族の希望によって患者への告知をおこなわなかった経験をもっていると報告されている（Ngo-Metzger et al., 2008）。本研究においても、患者に対して予後告知をおこなっていたと回答した対象者は少なく、多くの家族が、患者の意思を尊重したいという思いと、患者に予後を伝えることに対するためらいとの間で、葛藤を抱えていた可能性があることがうかがえた。したがって、予後告知をおこなう医師は、患者の意思を尊重したいと伝えるとともに、どのようにしてそれを達成するかということを家族と相談することが重要であるといえよう。

以上見てきた通り、家族にとっての望ましい予後告知のあり方が明らかとなった。日本において多くの場合に、患者への予後告知の前におこなわれる家族への予後告知について、遺族の視点から得られた留意点を取り入れることにより、家族の負担や心理的苦痛を軽減する可能性があるものと考えられる。そしてこのことは、患者への予後告知をおこなう家族の心理状態の改善という点からも、よい影響を与えうるといえよう。第4章（研究3）では、実際に家族が直面する、患者に対する予後告知に関する意思決定に際して、直接的な支援を提供するための基礎的資料として、予後告知の有無がもたらす影響を探索した結果について紹介する。

第4章　予後告知にともなう遺族の体験 ［研究3］

4-1　意思決定後の遺族の体験に関するデータの収集と分析

4-1-1　対象者

　本章の研究の対象者は，第2章（研究1）の対象者と共通であった。適格基準を満たした102名中，60名から調査協力が得られた（応諾率：58.8％）。60名すべてを解析の対象とした。

4-1-2　手続き

　調査は2008年5月から2008年9月にかけておこなわれた。手続きについても，第2章（研究1）と共通である（2-1-2参照）。

4-1-3　調査内容

　面接調査の冒頭において，患者および遺族自身の背景情報として尋ねた項目は，前掲表2-2のとおりである。
　予後告知に際する意思決定および予後告知の評価に関して，あらかじめ設定された質問項目（表4-1）を中心に半構造化面接をおこなった。
　質問項目は予後告知に際する家族の関わり方および，告知後の家族の体験について明らかにするよう，臨床で終末期医療に従事する医師の助言を受けながら，筆者が作成した。本題への導入としてまず問1の質問をおこなったが，基本的に対象者主導で面接をおこない，他の質問に関しては話の流れに応じて順序を変更した。
　調査者は対象者の話を遮らないよう，ある事柄について話し終えるのを待ったうえで，次の質問をおこなった。また述べられた言葉の意味や事実関係を確

表4-1 予後告知に関する調査項目

家族への告知について
問1　ご自身は患者さまの予後についてどのように説明を受けておられましたか？ 　　　（いつ，誰に，何を．複数回ある場合にはすべての回について確認）
問2　そのように説明を受けられたのは，どなたのご希望でしたか？
問3　そのように説明を受けられたことで，よかったと思われる点，あるいは大変だと感じられていた点はありますか？
患者への告知について
問4　患者さまは予後についてどのように説明を受けておられましたか？ 　　　（いつ，誰に，何を．複数回ある場合にはすべての回について確認）
問5　患者さまへそのように説明をなさるということは，どなたがお決めになりましたか？
問6　そのようにお伝えするのがいいと思われたのは，どういったお気持ちからでしたか？ 　　　（問4の回答が対象者の場合）
問7　患者さまにそのように説明されたことで，よかったと思われる点，あるいは大変だと感じられていた点はありますか？

認するための質問，さらなる話を引き出すための質問は随時おこなった．なお，質問への応答に対しては，常に支持的に対応した．

4-1-4　分析方法

　録音された面接内容から，正確な逐語録を作成した．

　対象者自身が告知を受けた，あるいは受けなかったこと，また患者に予後を伝えた，あるいは伝えなかったことについて，その後の遺族の体験に関してカテゴリーを作成した．まずテキスト化したデータを精読し，告知後の体験に関する発言をすべて抽出した．続いて，抽出された発言について，内容の類似点および相違点に基づいてその特性を概念化し，カテゴリーを作成した．この際，「予後告知」を「ある程度先の見通しがたつ告知」と定義し，「○ヶ月／○週間」「年は越せない」といった説明は「予後告知である」，「長くかかる」「治らない」といった説明は「予後告知ではない」とした．またカテゴリー化したすべての構成要素について明確な定義をおこなった．最後に作成したカテゴリーについて，がん領域で研究をおこなっている心理学の研究者2名，看護学の研究者1名，および臨床で終末期医療に従事する医師1名のレビューを受け，修

正を加えた。

　テキスト化されたデータを，言葉の意味や内容を損なうことのないように，意味ユニット（Thematic Unit：TU）に分割した。この際，主観的判断を避けるために，各データについて2名のコーダーがそれぞれ独立に分割をおこない，不一致箇所に関しては意見が一致するまで協議をおこなった。なお，ここではTUを「1つの意味的まとまりをもつ最小単位」と定義する。

　次に得られたTUをもとに，内容分析（Content Analysis）を用いた分析をおこなった。作成されたカテゴリーとその項目表現をもとに，各TUがいずれかのカテゴリーに分類されるかどうか，2名のコーダーが独立に判定をおこなった。2名の意見が異なる場合には協議をおこない，最終的な決定をおこなった。カテゴリー判定に関しては2名のコーダーの判定の一致率を算出し，カテゴリーの信頼性の基準とした。以上の手順により得られたカテゴリーの判定結果から，最終的に各カテゴリーの発言人数を集計した。

4-2　データから見る予後告知が遺族にもたらす体験

4-2-1　対象者の背景

　質問紙を送付した102名のうち，60名から調査協力の同意を得た（応諾率：58.8%）。同意を得た60名に面接をおこない，すべてを解析の対象とした。対象者および患者の属性については，前掲表2-4のとおりである。

4-2-2　家族自身に対する予後告知の影響

家族自身に対する予後告知の影響の内容

　家族自身への予後告知が家族に与えた影響に関するカテゴリーを表4-2に，各カテゴリーの具体的な発言例を表4-3にまとめた。予後を聞いたことによる影響については，15の下位カテゴリーを含む，8つのカテゴリーが得られた。8つのカテゴリーのうち，「看取りへの心構えができた」「看取り後の準備ができた」「十分に看病できた」「予後に対して挑戦できた」「患者の意向を把握で

表 4-2　家族自身への予後告知が家族にもたらす影響

カテゴリー	下位カテゴリー
予後を聞いたことによる影響	
(1) 看取りへの心構えができた	看取りの際の動揺が少なかった
	楽観的な認識が修正できた
(2) 看取り後の準備ができた	相続などに関する手続きができた
	葬儀の準備ができた
(3) 十分に看病できた	精一杯の看病ができた
	他の家族に看取りに向けた関わりを提言できた
	療養場所を検討できた
(4) 予後に対して挑戦できた	補完代替医療を利用できた
	余命を延ばそうとがんばれた
(5) 患者の意向を把握できた	
(6) 心理的な苦痛があった	動揺や戸惑いがあった
	気分が落ち込んだ
(7) 残り時間を意識してしまった	残り時間を計算してしまった
	命を区切られるようだった
(8) 見放された感覚をもった	退院勧告されたようだった
	薄情だと思った
予後を聞かなかったことによる影響	
(1) 希望を維持できた	
(2) 心理的な苦痛を回避できた	聞いたら耐えられなかったと思う
	聞いたら死別を考えてしまうと思う
(3) 看取りへの心構えができなかった	
(4) 看取り後の準備ができなかった	患者に聞くべきことが聞けなかった
	葬儀などの準備ができなかった
(5) 看取りまでの見通しが不明瞭だった	看取りの予測がつかなかった
	入院費が心配だった
(6) 十分に看病できなかった	十分に看病できなかった
	療養場所を考えられなかった

きた」という 5 つのカテゴリーは，家族にとって肯定的な内容であった。一方，「心理的な苦痛があった」「残り時間を意識してしまった」「見放された感覚をもった」という 3 つは否定的な内容のカテゴリーであった。また，予後告知を受けなかった場合の影響についても，8 つの下位カテゴリーを含む 6 つのカテゴリーが得られた。そのうち「希望を維持できた」「心理的な苦痛を回避できた」という 2 つのカテゴリーは，家族に対する肯定的な影響をあらわす内容であった。それに対し，「看取りへの心構えができなかった」「看取り後の準備ができなかった」「看取りまでの見通しが不明瞭だった」「十分に看病できなかっ

表4-3 発言の具体例

予後を聞いたことによる影響
(1) 心の準備，それから，今後，その期間に何ができるかというふうな計画もせないかんなというふうに思ってましたから。(60代男性，配偶者)
(2) それから後の準備，葬儀ですとか家のこととか，そういったこともやらないといけないので，その間にできましたから。(50代女性，子ども)
(3) それがどのぐらいの余裕があんのかというところを，やっぱり共有しとかんと，そのとき，そのときで，できる最善のものが家内に与えてやることできないんでね。(60代男性，配偶者)
(4) 助からないということを聞いたら，あとは，寿命をどこまで延ばすかという勝負やもん。それで私は死なせるかと思って，それからアガリスクと，冬虫夏草という漢方があるんです。それを飲ませて，寿命を3年にした，私が。(70代男性，配偶者)
(5) その間に母がどうね，幸せな時間を過ごさせてあげたらいいかなっていうことだけしか考えてなかったです。それだからもう毎日みたいに「今日何か気分よかったらしたいことある？」とか言って。(60代女性，子ども)
(6) 「2週間です」とか言われると，「そんな短いの？」とか，思うわけですよね。何ヶ月だろうなというつもりで聞いたら，2週間って言われたんで，そのショックは大きかったですね。(30代男性，子ども)
(7) やっぱり余命といわれると計算してしまうじゃないですか。だからこの半年に何ができるだろうかとかすごく，思ってしまうし，何か自分でカウントダウンしてしまうというのは，そこで終わってしまうじゃないですか。気持ちが。(40代女性，子ども)
(8) だけど，医者は，もう無理じゃないっていうような感じ，態度を示したらさ，医者に見捨てられた，もう駄目なんだって思っちゃうよね。(60代男性，子ども)

予後を聞かなかったことによる影響
(1) それはあまりにも穏やかにしばらくは当初は続きましたので。なんか家族としたらもうね，このままでもいいから一日でも長くこのままいてほしいなということがありましたから聞かなかったんですよね。このまま続いててくれればいいな，もしかしたら奇跡でもと思いながら。(60代女性，配偶者)
(2) 私やっぱり言ってほしくなかったと思うんですね。そうですね，言われたらあたふたして。(60代女性，配偶者)
(3) 家族の，私のほうが，介護するほうは余命どのぐらいというのは，やっぱりその月単位とか，週単位とか，その前に年単位は本当ほしかったんですけどね，そういうようなところはやっぱり心の準備としてほしいですね。やっぱりその残された期間をいかに有効に過ごさしてあげたいかというところにかかってくると思うんでね。(60代男性，配偶者)
(4) ただ，こっち側としてね，変な言い方すると，お葬式をどこでやるとかっていうことなんかも，もっと前から，考えなくちゃねって言いながらも，そのままずーっときちゃって，間際になってから，どうしようって。(50代女性，甥の妻)
(5) 家族，私にしてみれば，あと，これぐらいですかねっていうようなことを，はっきり言ってもらってたほうが，過ごしやすかったです。それがちょっとわからなかったので，一体いつまで，いつまでって言ったらおかしいですけど，いつになるのかな，みたいな感じですね。(40代女性，子ども)
(6) その時期がわかればもっと，遠くにいる兄だとか，もっと呼んで頻繁に母に会いに来てもらうようにしたかな，っていうのがありましたね。(40代女性，義理の子ども)

た」という4つのカテゴリーは，家族にとって否定的な内容のものであった。この結果から，予後告知を受けた場合および受けなかった場合それぞれにおいて，家族はメリットとデメリットの双方を体験していることが明らかとなった。したがって，告知を受けた家族に対しても，受けなかった家族に対しても，それぞれ支援が必要である可能性があると考えられる。

　得られたカテゴリーの内容から，患者の家族に対する予後告知は，家族に心理的な苦痛をもたらし，家族の希望を失わせるものであると同時に，来るべき死別に向けて，心理的・物理的な準備をしたり，死別までの時間をできる限り有意義にできるよう取り組んだりすることを可能にする役割をもつものであることが明らかとなった。悪い知らせの告知が家族にとって心理的な苦痛をもたらすものであるということは，先行研究でも指摘されており（Ablon, 2000; Cherlin et al., 2005），本研究の結果から，予後告知もやはり家族にとって困難をともなう課題であることがうかがえた。また，患者に対する予後告知に関する研究において，予後告知を受けることで患者の心理的な準備が促されるということが指摘されてきた（Chochinov et al., 2000）。本研究の結果から，このことは家族にもあてはまるということが明らかとなった。さらに家族の場合，心理的な準備のみならず，葬儀の手配，遺産の相続，事務的な引き継ぎといった物理的な準備のためにも，予後告知が必要な場合があることが明らかとなった。また，患者のやりたいことを早い段階で把握したり，仕事を休んで看病に時間を割いたりするなど，死別までの時間にできるだけのことをするためにも，予後告知が重要な役割を果たしていることが示された。遺族を対象とした研究から，死別までの期間に「したこと」に対する後悔よりも，「やらなかったこと」に対する後悔のほうが強く認識されることが報告されており（Shiozaki et al., 2008），死別前の時間に最大限のことをおこなうことは死別後の遺族の適応を促すと考えられる。このことは対象者の以下の発言からもうかがえる。

　　私は，自分の中では，自分のできる精いっぱいの看病はしたつもりなんですね。足りなかったことは，まだいっぱいあるかもしれないけれども，できることはしたと思うし。数ヶ月だって主治医の先生に言われてから，とにかくやれることは全部やっておこうって。妹たちは遠くにいるのでね，

ほとんどお見舞いも来れなかったんですよ。そしたらお葬式のときとかすごい取り乱しててね。あぁやり残したことあるんだろうなーって思ってましたね，それを見ながら。(40代女性，子ども)

しかし，残された時間の見当がつかない場合，そのギアチェンジは難しく，予後を聞くことで，移行をおこなう契機になるものと考えられた。予後告知がもつこうした側面については，患者に対する予後告知を扱った研究ではほとんど着目されていない。本研究において予後告知がもつ役割の新たな一面が明らかになったことは，有意義であるといえよう。他にも，予後を聞くことで，告げられた予後を少しでも延ばそうと挑戦することができた，という意見も聞かれた。日本のがん患者に対しておこなった，「望ましい死」の概念に関する研究において，「望ましい死」の構成要素の1つに「最後まで闘う」というカテゴリーが得られた (Hirai et al., 2006)。こうした概念は海外における「望ましい死」の要素には見られない結果であり，日本人に特有の考え方であると述べられているが，患者の家族にも同様の姿勢が見られることが明らかになったものと考えられる。また，予後に挑戦するという行動の1つとして，補完代替医療 (Complementary and Alternative Medicine: CAM) の利用があげられていた。日本のがん患者のCAM利用に大きく影響する要因として，家族の期待があるということが報告されており (Hirai et al., 2008)，本研究の結果はこの結果を裏づけるものと考えられた。

一方で，予後を聞かないことにより，一縷の希望を維持することや，心理的な苦痛を回避することができたと語られていた。先述のように予後告知がおこなわれるのは，他にも多様なストレスが生じる時期であることが多く，そうした時期には少しでも心理的な苦痛を回避することが必要な家族もいると推察される。したがって，予後告知をしないという選択がもつこうした長所は，軽視することができないと考えられる。第3章(研究2)においても，家族の心の準備にあわせて告知することが重要であるという結果が得られたが，本研究の結果からも，「知りたくない」という家族の意向を尊重する必要がある場合もあると考えられた。ただし先述のように，「しなかったこと」に対する思いが後悔感情を引き起こしやすいことを考えあわせ (Shiozaki et al., 2008)，告知を

受けた場合の利点について十分に説明することが重要であるといえるだろう。

家族自身に対する予後告知の影響の実態

　家族自身への予後告知の影響に関するカテゴリーについて，発言者数の多かった順に表 4-4 にまとめた。なお，カテゴリー判定の一致率は 92.6％であり，カテゴリーの客観性は保証されたと考えられた。予後を聞いた場合，もっとも多くの対象者が経験した影響は「看取りへの心構えができた」ことであり，18 名（30.0％）が発言していた。続いて，「心理的な苦痛があった」こと「十分に看病できた」ことについても，それぞれ 17 名（28.3％），10 名（16.7％）の対象者が発言していた。一方予後を聞かなかった場合については，もっとも多くの対象者が発言していたのは「看取りまでの見通しが不明瞭だった」ことであり，6 名（10.0％）が発言していた。

　本研究の対象者 60 名のうち，ある程度の見通しを含めた予後を聞く機会がなかったのは 15 名であり，残りの 45 名は，何らかのかたちで患者の予後について説明を受ける機会をもっていた。そのうち，「看取りへの心構えができた」という予後告知の肯定的な側面について述べていた対象者が 3 割強であったのと同時に，「心理的な苦痛があった」という否定的な側面について述べていた対象者もほぼ同数存在した。また，発言の特徴としては，告知直後の気持ちについて述べる際に「心理的な苦痛」に言及していた対象者が多かった一方で，「心構えができた」ことについては，告知からある程度の時間が経過した後での体験として言及されることが多かったことがあげられる。下記の発言からも，患者の予後を知らされた家族は，一時的に心理的なダメージを受けた後，徐々に前向きな姿勢にシフトしていくことがうかがえた。

　　そのときはパニクりましたね。パニックになったし，本当 1 週間，本当うつ状態じゃないけど，別にだれともしゃべりたくないし，「え？　なんで」みたいな感じだったと思います。一番すごいショックでしたね。でも，事実は事実なんだから仕方ないじゃないですか。やらなきゃいけないことはいっぱいあって，母にさせてあげたいこともいっぱいあって。だから目の前のこと 1 つ 1 つやってね。今思えばよかったと思いますよ。最初はほ

んとに聞いたこと後悔しましたけど，でもうん，よかったんだと思います，あれでね。
(40代女性，子ども)

がん患者に対する告知への関心が高まった初期，告知を受けた患者が死に向かう心理過程として，否認，怒り，取引，抑うつ，受容という「死の受容への5段階」が提唱された (Kübler-Ross et al., 1972)。家族の場合も，告知直後の否定的感情を経て，徐々に受容する方向に移行していく可能性がうかがえた。したがって，告知直後の心理状態に配慮しつつ，気持ちの切り替えをおこなうことをサポートすることが重要であると考えられる。ただし，本研究はあくまで回想的な研究手法を用いているため，この点については前向き研究によって確認，修正する必要がある。

表4-4 家族自身への予後告知が家族にもたらす影響

カテゴリー	人数（％）
予後を聞いたことによる影響	
(1) 看取りへの心構えができた	18 (30.0)
(6) 心理的な苦痛があった	17 (28.3)
(3) 十分に看病できた	10 (16.7)
(7) 残り時間を意識してしまった	7 (11.7)
(2) 看取り後の準備ができた	6 (10.0)
(5) 患者の意向を把握できた	6 (10.0)
(8) 見放された感覚をもった	4 (6.7)
(4) 予後に対して挑戦できた	3 (5.0)
予後を聞かなかったことによる影響	
(5) 看取りまでの見通しが不明瞭だった	6 (10.0)
(1) 希望を維持できた	3 (5.0)
(6) 十分に看病できなかった	3 (5.0)
(3) 看取りへの心構えができなかった	2 (3.3)
(2) 心理的な苦痛を回避できた	1 (1.7)
(4) 看取り後の準備ができなかった	1 (1.7)

一方予後を聞かなかった場合には，「看取りまでの見通しが不明瞭だった」ことについて多くの遺族が言及していた。予後がわからないことによって，「この状況がいつまで続くのだろう」という不安を抱える家族が多いことが明らかになった。一方で，予後を聞かないことによって「希望を維持できた」と述べた対象者も15名中3名と少なくなく，予後を伝えないことの利点も無視することのできないものであると考えられた。したがって，家族の意向を確認しながら，予後を知りたくないと希望する場合には，具体的な数値を伝える以外の方法で，看取りに向けた転換を支えていくといった支援の方法が望まれる可能性があるものと考えられた。なお，本研究では患者の予後を聞いた経験をもたない対象者の数が非常に少なかったため，今後より多くの対象者の経験について調査を重ねる必要があるだろう。

4-2-3 患者に対する予後告知の影響

患者に対する予後告知の影響の内容

　患者への予後告知が家族に与えた影響に関するカテゴリーを表 4-5 に，各カテゴリーの具体的な発言例を表 4-6 にまとめた。

　予後を伝えた場合の影響については，12 の下位カテゴリーを含む，8 つのカテゴリーが得られた。8 つのカテゴリーのうち，「患者が死に備えられた」「看取り前後について患者と相談できた」「患者の意向を尊重できた」「患者とのオープンな関係を維持できた」「負担や苦痛を患者と共有できた」という 5 つのカテゴリーは，家族にとって肯定的な内容であった。一方，「患者に付き添うことがつらかった」「告知後に患者が動揺した」「患者の希望を失わせた」という 3 つは否定的な内容のカテゴリーであった。また，予後を伝えなかった場合の影響についても，11 の下位カテゴリーを含む 8 つのカテゴリーが得られた。そのうち「伝えること自体によるつらさを回避できた」「患者の心理的苦痛を回避できた」「患者の希望を維持できた」という 3 つのカテゴリーは，家族にとって肯定的な影響をあらわす内容であった。それに対し，「患者に隠すこと自体が負担だった」「家族の責任で意思決定せざるをえなかった」「看取り後の準備ができなかった」「患者と思いを伝えあうことができなかった」「患者の希望を実現することが困難だった」という 5 つのカテゴリーは，家族にとって否定的な内容のものであった。この結果から，前節で述べた家族に対する予後告知と同様，患者に対する予後告知に関しても，告知した場合，しなかった場合ともに，家族にとって肯定的な体験と否定的な体験の双方が生じるということが明らかとなった。第 2 章（研究 1）の結果から，患者に対する予後告知については家族の責任において意思決定をおこなっている場合が多いことが明らかとなったが，納得のいく意思決定のためには，その決定がもたらす結果について長所および短所を十分に理解することが重要であると指摘されている (Connolly et al., 2005)。したがって，本研究から明らかになった，これらのカテゴリーについて，意思決定をおこなう家族に示すことで，家族の意思決定をサポートすることが有効であると考えられる。

　得られたカテゴリーの内容から，患者に対して予後を告知することは家族に

とって，患者に心理的苦痛を与えたという否定的な心情をもたらす一方で，患者と一緒に死別に備えたり，意思決定をおこなったりすることを可能にするものでもあると考えられた。先行研究から患者の QOL と家族の QOL は関連することが指摘されており（Hodges et al., 2005），このことは予後告知についてもあてはまるものと考えられた。また，積極的抗がん治療の中止，ホスピス・緩和ケア病棟や在宅への移行など，終末期におけるさまざまな意思決定をおこなううえで，家族にとっても患者にとっても，予後を知っていることが重要であるといわれている（Ngo-Metzger et al., 2008; Hari et al., 2007; Weissman, 2004）。予後を知っているのが家族のみである場合，これらの意思決定が家族に一任されることが多いが，患者と予後を共有することで，意思決定に患者の意向を反映することが可能になる。そのことによって，意思決定にともなう家族の負担が軽減されたり，「患者の希望を叶えられた」という満足感がもたらされたりするなど，副次的に肯定的な体験が生じることが明らかとなった。こうした点について，実証的に示した研究はこれまでになく，意義のある結果が得られたといえるであろう。さらに，家族が予後を知っている場合，患者に伝えないことによって，「患者に嘘をついている」という罪悪感をもったり，患者の前で平静を装うことの負担を感じたりすることもあることが明らかとなった。患者と家族が知っている内容が異なる場合，医療者の負担が増大することが指摘されてきたが（Clayton et al., 2005b），このことは家族についてもあてはまるということがうかがえた。その一方で，患者に予後を伝えた場合にも，「予後を知っている患者の側にいることがつらい」といった心理的苦痛が生じることが示され，いずれの場合にも家族の心情を理解し，支えることが必要であると考えられた。

患者に対する予後告知の影響の実態

　患者への予後告知の影響に関するカテゴリーについて，発言者数の多かった順に表 4-7 にまとめた。なお，カテゴリー判定の一致率は 95.0％であり，患者への予後告知に関しても，カテゴリーの客観性は保証されたと考えられた。

　患者にある程度の見通しを含めた予後を伝えた経験のある対象者は 60 名中 15 名と少なかったが，患者に予後を伝えた場合，もっとも多くの対象者が経

表 4-5 患者への予後告知が家族にもたらす影響

カテゴリー	下位カテゴリー
予後を伝えたことの影響	
(1) 患者が死に備えられた	患者が覚悟を決められた
	患者が身辺整理をできた
(2) 看取り前後について患者と相談できた	葬儀や相続について患者と相談できた
	患者が身辺整理をできた
(3) 患者の意向を尊重できた	
(4) 患者とのオープンな関係を維持できた	患者が疑心暗鬼にならなかった
	患者との関係が保てた
(5) 負担や苦痛を患者と共有できた	
(6) 患者に付き添うことがつらかった	予後を知っている患者の側にいることがつらかった
	弱音を言わない患者を見るのがつらかった
(7) 告知後に患者が動揺した	患者が落ち込んだ
	患者が投薬を拒否した
(8) 患者の希望を失わせた	最後通牒のようだった
	カウントダウンさせてしまった
予後を伝えなかったことの影響	
(1) 伝えること自体によるつらさを回避できた	
(2) 患者の心理的苦痛を回避できた	患者のショックを防げた
	伝えていたらもっと悪くなっていたと思う
(3) 患者の希望を維持できた	一縷の希望を残せた
	患者を励ますことができた
(4) 患者に隠すこと自体が負担だった	患者に嘘をつくことになる
	患者に悟られないようにする負担があった
	見舞客にも予後を伝えられなかった
(5) 家族の責任で意思決定せざるをえなかった	
(6) 看取り後の準備ができなかった	事務的な情報伝達ができなかった
(7) 患者と思いを伝えあうことができなかった	伝えたいことを伝えられなかった
	患者が身辺整理をできなかった
(8) 患者の希望を実現することが困難だった	やり残したことがあったように思う

表 4-6 発言の具体例

予後を伝えたことによる影響
(1) ショックというか,もう仕方ないというか,覚悟を決めてみたいな感じのとこはありましたけどね.(40代女性,義理の子ども)
(2) いろんな話しました.たとえば,もういよいよ苦しみだしたときはどうするかとかね.それから葬式はどうするかとか,お墓はいらないとか,仏壇もいらない,それから葬儀のときはこの曲を流してほしいとかね.(60代女性,配偶者)
(3) その予後があって,それで終わりぐらいに何がしたいかというので,いろいろと聞かれとって,旅行したいというような,それとか自宅に帰りたいとか,いうふうな,彼女がそんなぽろっと言ってたこともありました.(60代男性,配偶者)

(4) よく皆さんが，病気のことを隠すので，明るくしないといけなかったとか，そういうようなことはなかった。ほかのご家族からしたら，ええっていう感じかもしれないんですけど，結構2人で死にちゃんと向き合おうねというようなことを，懇々と。(30代女性，子ども)
(5) 母も，「4人で聞いたから，負担が4分の1だった」っていうことを言ってます。それは今でも思うんですけど，もう予後がそれこそ3ヶ月とかいうような重大な，深刻なお話を聞くときは，家族みんなで聞けば。1人で聞くとね，大変つらかったと思うんですけど。(40代女性，子ども)
(6) その先生に言われたから駄目だったとかっていうことはないと思うんですけども，ただ，そばで聞いてる身内としては，悲しいというか。(40代女性，義理の子ども)
(7) 初めて涙を見せまして，私の手を握りしめて，じっとしていましたね。そのあとでしたね，一切の薬を拒否しました。ホスピスから，食欲が出るお薬とか，解熱剤とか，痛みがあれば，痛み止めのお薬とか。それ以来，一切薬を受け付けなくなりましてね。(70代女性，配偶者)
(8) 突然告知というか，最終，最終，なんていうんでしょうね？ 通告みたいな感じだったんで。患者って希望をなくすと，もうガタガタガタといきますよね，精神的に。(40代女性，義理の子ども)

予後を伝えなかったことによる影響
(1) 言ったらもっとつらいね。この子がわかってるっていうことがわかること自身がつらいじゃないですか？ (60代女性，親)
(2) 伝えちゃったら，もっと混乱したかなと思ったんで，よかったかなと思います，それで。(60代女性，きょうだい)
(3) だから，母は，最後まで希望を捨ててなかったんですよね。もう自分は，1年ぐらいはがんばるんだ，みたいな感じで，一縷の希望というか。(40代女性，義理の子ども)
(4) 黙ってるっていうことに関してはこっちがすごい疲れてたりとか精神的にちょっとこう追い詰められる，そういうときはちょっとつらいときはありましたね。そうね，言わないっていうのもつらいですよ。(60代女性，配偶者)
(5) そのホスピスに入るときに，最初に一度なんで私は行かなきゃいけないの，みたいな感じで言われまして，実際，私が探して，いろいろ手続きとかしてたので。そのときにちょっと困ったというか，どうしようと思いました。(40代女性，義理の子ども)
(6) 会計士の先生なんかは，もっと早くに，これを決めときたいことがあったっていうのは，実際にはあったんですね。やっぱりこれだけの年とかがいろいろあったので，事後処理みたいなことを，たぶん伝えたいことは本人があったので。(40代女性，子ども)
(7) でも考えたらどうかな，言ったほうがあれかな，本人もいろんな心構えというか，もうちょっと息子にとか娘に言葉を残して，言ったことによって本人が覚悟をして，こう……。また違ったあれかな，話がスムーズにいくっていうこともあるかしら？ (60代女性，配偶者)
(8) 母の希望を会話の中から聞き出して，っていうのがあったんですけど，母は死ぬって思ってないので地元に帰るとかそれぐらいのことしか母の希望は聞いてあげられなかったので。もしそれが母は予後のことを知っていれば，何かこれがしたかったっていうのがあったのかな，って気もしますね。(40代女性，義理の子ども)

表 4-7 患者への予後告知が家族にもたらす影響

カテゴリー	人数	（％）
予後を伝えたことによる影響		
(1) 患者が死に備えられた	5	(8.3)
(2) 看取り前後について患者と相談できた	5	(8.3)
(4) 患者とのオープンな関係を維持できた	5	(8.3)
(3) 患者の意向を尊重できた	3	(5.0)
(5) 負担や苦痛を患者と共有できた	2	(3.3)
(6) 患者に付き添うことがつらかった	1	(1.7)
(7) 告知後に患者が動揺した	1	(1.7)
(8) 患者の希望を失わせた	1	(1.7)
予後を伝えなかったことによる影響		
(4) 患者に隠すこと自体が負担だった	11	(18.3)
(3) 患者の希望を維持できた	10	(16.7)
(2) 患者の心理的苦痛を回避できた	6	(10.0)
(5) 家族の責任で意思決定せざるをえなかった	5	(8.3)
(7) 患者と思いを伝えあうことができなかった	5	(8.3)
(8) 患者の希望を実現することが困難だった	3	(5.0)
(6) 看取り後の準備ができなかった	2	(3.3)
(1) 伝えること自体によるつらさを回避できた	1	(1.7)

験した影響は同数で「患者が死に備えられた」こと，「看取り前後について患者と相談できた」こと，「患者とのオープンな関係を維持できた」ことの3つであり，それぞれ5名（8.3%）が発言していた。一方，患者に予後を伝えたことによる否定的な体験について言及していた対象者はそれぞれ1名ずつであり，否定的な体験についてのみ発言していた対象者は1名のみであった。このことから，患者に対する予後告知は家族にとっておおむね肯定的に体験されていたことがうかがえた。先行研究では患者への告知に対する家族の抵抗が大きいことが報告されており（Gabbay et al., 2005），第2章（研究1）からも家族の意向で患者に告知をしない場合が多いという結果が得られているが，本研究の結果から，実際に患者に予後を伝えた場合，家族にとっても肯定的な体験となる可能性が低くないことが明らかとなった。第2章（研究1）の結果から，予後告知を希望する患者の割合と比較して（Fujimori et al., 2007），実際に患者に告知をおこなう例が少ないことがうかがえるため，患者の意に反して家族の意向により告知が阻害されていることが多いと考えられる。そうした状況にある場合，上記のような利点を事前に伝えることにより，家族のより積極的な姿勢

第4章　予後告知にともなう遺族の体験　　　　　　　　　85

が得られるものと考えられる。実際に以下の発言に見られるように，家族の意向に反して患者に告知がおこなわれたにもかかわらず，そのことについて肯定的に捉えている対象者もいた。

　　義母は治るつもりでいたので，予後なんて伝えないつもりだったんですよ。前の病院では先生にもそうお願いしてて。でもそれが新しい病院ではちゃんと先生方に伝わってなかったみたいで。だから突然言われちゃったときはびっくりしましたね，悲しかったし。でも義母も意外と落ち着いて受け止めてたし，思い返してみるとあれでよかったのかな。お別れの時間もしっかりもてたし。（40代女性，義理の子ども）

　ただし，本研究は回想的な手法を用いているため，家族の意向に反して告知がおこなわれた場合にも，面接時までの期間に，患者に告知したという体験を肯定的に捉えなおす過程がもたれていた可能性も考えられる。今後家族の心理的な変化のプロセスと，それに影響する医療者の関わりについてさらに検討を重ねることが必要であろう。
　一方，予後を伝えなかった場合については，もっとも多くの対象者が経験したのは「患者に隠すこと自体が負担だった」ことであり，11名（18.3%）が発言していた。次いで，「患者の希望を維持できた」ことについても10名（16.7%）が発言していた。しかし，この2つのカテゴリーの両方について言及した対象者は1名のみであった。この結果から，患者に予後を伝えなかった家族は，否定的な体験をする者と肯定的な体験をする者とに大きく二分される可能性があることが示唆された。したがって，意思決定の際に告知をしないという選択が家族にとって負担をもたらす可能性があることを十分に説明すること，また告知をしないことを選択した後に，予後を悟られないようにすることにともなう負担を，防止軽減できるようフォローをおこなうことが重要になるものと考えられた。

4-3 データから見える意思決定支援への示唆

　本研究の結果から，家族に対する予後告知は，①家族に心理的な苦痛をもたらし，②家族の希望を失わせるものであると同時に，来るべき死別に向けて，③心理的・物理的な準備をしたり，④死別までの時間をできる限り有意義に過ごせるよう取り組んだりすることを可能にする役割をもつものであることが明らかとなった。また患者に対する予後告知は，①患者に心理的苦痛を与えたという否定的な心情をもたらす一方で，②患者と一緒に死別に備えたり，③意思決定をおこなったりすることを可能にするものでもあることが示された。

　本研究の結果をもとに，家族向けの意思決定支援冊子を作成する際の資料とすることができると考えられる。患者への告知について，異なる選択をした場合の家族の体験についてまとめて情報を提供することで，家族の判断材料を増やすことが可能になると考えられる。また医療者支援の観点から，予後告知を受けた家族，受けなかった家族，患者に予後を伝えた家族，伝えなかった家族それぞれについて，本研究の結果から明らかとなった予測される影響を念頭におきながら医療者がその後の支援にあたることができるよう，医療者を対象としたマニュアルを開発することも有用であるといえる。以上のことをふまえ，調査から得られた結果に基づいた，意思決定支援のためのツールを開発した。続く第2部では，その開発の過程について紹介したい。

第 2 部

意思決定の過程を支える支援ツールの開発

第5章　医療における意思決定支援

　第2章（研究1）の結果から，予後告知に関する家族支援の要点として，家族への告知方法の改善，患者への告知を検討する際の意思決定支援，告知後の適切なフォローという3つが有効であると考えられた。そのうち，患者への予後の伝え方を検討する家族のための意思決定支援については，家族に対する直接的な支援提供が有用であるものと考えられた。

　序章で述べたとおり，医療現場において意思決定はさまざまな場面で重要な課題となる。また，意思決定支援において，十分な情報提供が不可欠であることや，意思決定過程を医療者が共有することが望ましいことが明らかとなっている。

　ここで，医療現場におけるマンパワーの不足，身体疾患の患者および家族に関わる心理職の少なさといった状況から，現時点での現実的な家族支援の方法の1つとして，支援ツールの開発があげられる。先行研究から，患者が信頼する情報源としては医師から直接得られる情報が圧倒的に上位にあげられることが明らかとなっている（Dutta-Bergman, 2003）。しかし先述のような状況下で，限られた時間の中で，効率よく患者および家族に支援を提供する方法として，リーフレットによる情報提供に関心が集まっている。これまでに，退院支援（Johnson et al., 2003），病気の説明（Semple & McGowan, 2002），高血圧の自己コントロール（Fitzmaurice & Adams, 2000）など，さまざまな課題についてリーフレットの効果の検討がおこなわれてきた。その中で，口頭での説明に加え，リーフレットなど文書化したものを併用して情報提供をおこなうことの有効性が指摘されるようになってきた。リーフレットを併用することにより，口頭で説明をおこなった場合と比較して，情報がより正確に伝わることや，患者の満足度が高いこと（Johnson et al., 2003），費用対効果がよいこと（Semple & McGowan, 2002）が報告されるとともに，リーフレットを効果的に使用するために，医療者が適切な助言をすることが重要である（Fitzmaurice et al., 2000）ことも指摘されてきた。

以上のことから，医療現場の実情に即した研究成果の還元方法として，医療者が使用できる家族用のリーフレットを作成することが有効であるものと考えられた。特に終末期における家族に対する予後告知は，家族にとってのみならず医療者にとっても困難をともなう課題であることが指摘されている。エビデンスに基づいたツールを提供することで，家族に対して適切な支援を提供するとともに，医療者の負担を軽減することも可能になるものと考えられる。本来であれば，心理職による直接的な介入あるいは，心理職によるコンサルテーションリエゾンによる支援の提供が望ましいが，ツールの活用により，実現可能性のある支援の提言が可能になるものと考える。

　また，情報提供の方法の1つとしても，リーフレットなどのツールの活用が有効であると報告されている（van Vugt et al., 2010）。患者が信頼する情報の最上位は，医師から直接得られる情報であるが（Dolan et al., 2004; Hesse et al., 2005），その他にも，インターネットやリーフレット，テレビや雑誌といった媒体も普及している（Dart et al., 2008）。近年特にインターネットの普及が目覚ましいが，信頼性や情報の取捨選択の困難さ，高齢者層における利用の困難さ，といった問題が指摘されている（Hesse et al., 2005; Bennett et al., 2009）。また先行研究から，医療者の口頭での説明と文書を併用することで，情報提供の質が向上することが指摘されている（Johnson et al., 2003）。序章で述べたSDMの観点からも，ツールの活用に医療者が直接関与することは望ましいと考えられ，意思決定支援において，医療者が利用するマニュアルを開発することは有効であるものと考えられる。

　続く第6章では家族用リーフレット，第7章では医療者用マニュアルとして，第1部の研究に基づいて筆者が開発したツールについて紹介する。

第6章　家族用意思決定支援リーフレットの開発 [研究4]

6-1　リーフレットの作成

6-1-1　リーフレットの目的

　第2章（研究1）の結果から，患者への予後の伝え方を検討する際，家族が意思決定を担うことが多いことが明らかとなった。また第4章（研究3）の結果から，患者に予後を伝えた場合，伝えなかった場合それぞれについて，家族が経験したメリットおよびデメリットが明らかとなった。さらに，患者に予後を伝えた場合にも，伝えなかった場合にも，その選択に納得している遺族と後悔している遺族がいることも明らかとなった。

　以上の研究結果をもとに，患者への予後の伝え方を検討する家族の意思決定をサポートすることを本リーフレットの目的とした。具体的には以下の2点を主な目的とする。①各選択肢がもたらすメリットおよびデメリットについて，判断材料として情報提供すること，②決定後に予測される家族の経験および留意点について情報提供すること。なおここで本リーフレットは，患者に対して告知をおこなうことを推奨することを目的とした使用ではなく，あくまで，考えうる2つの選択肢それぞれについて，情報を提供し，家族自身の十分な検討を促すための材料として，使用するものとして位置づける。

6-1-2　作成の手続き

　第4章（研究3）から得られた結果をもとに，がん患者に予後を伝えることを検討する家族を対象とした意思決定支援リーフレットを作成した。リーフレットの作成は，2010年1月から2010年8月にかけておこなった。

　まず第4章（研究3）の結果から，リーフレットの主な対象の属性を選定した。年齢については，調査対象者の平均年齢が59±11歳であったことから，

50～60代とした。さらに患者との属性としては，患者の主介護者という適格基準を満たした第4章（研究3）の対象者の半数が配偶者であったことから，配偶者と設定した。以上の属性をもつがん患者家族を主な対象と考え，リーフレットのデザインおよび字の大きさなどを検討した。

第4章（研究3）の結果から，多くの場合，患者に予後を伝えるよりも先に，家族にのみ医師から予後が伝えられることが明らかとなった。そこで本リーフレットの使用場面として，医師が家族のみに患者の予後を伝え，その後患者への伝え方を検討するためのきっかけとして医師から説明とともに，直接手渡しするという状況を設定した。また，SDMの観点から，リーフレットを渡した後の検討の過程においても医療者が関与することを想定し，医療者の積極的な関与を促すよう，巻末に相談先を記入する欄を設けることとした。

リーフレットは主に以下の3部から構成した（巻末の付録を参照）。まず導入として，予後告知に関する基礎知識を掲載した。ここでは主に，意思決定にあたって3つの選択肢（「予後を伝える」「あいまいなままにして伝えない」「治ると伝える」）があること，患者の意思も含め十分な検討をすることが重要であること，というリーフレットのスタンスを明示するとともに，予後告知に関する医学的な基礎知識について紹介することを目的とした。次にリーフレットの本体部分として，第4章（研究3）から得られた遺族の体験談をまとめた。第4章（研究3）の結果から，予後を伝えた場合，数値まで含めて伝えた家族と，おおまかな見通しのみを伝えた家族とで，体験に大きな違いはないことが明らかとなった。一方，予後を伝えなかった遺族の場合，予後について触れなかった家族と，「治る」と事実と異なる伝え方をした家族とで，その後の経験が異なることが明らかとなった。以上のことをふまえ，選択肢ごとに，第4章（研究3）から得られた体験談のうち，メリットとデメリット両方を同数記載した。最後に決定後に予想される家族の体験および留意点についてまとめた。いずれの選択肢をとった場合にも，できるだけメリットを大きく，かつデメリットを小さくすることができるよう，第4章（研究3）の結果から明らかになった対応についてまとめた。

まず第4章（研究3）の結果をもとに，筆者がリーフレットの原案を作成した。次に原案をもとに，心理学者2名，緩和医療に従事する医師1名，医療広

第6章　家族用意思決定支援リーフレットの開発

告会社の社員3名およびデザイナー1名を加え，内容および体裁についてディスカッションをおこなった。ディスカッションの内容をふまえ，デザイナーが原稿を作成した。以上の手続きを月に一度の頻度で繰り返し，調査に使用するリーフレットを作成した。

表6-1　対象者の適格基準

医療者	
a	がん治療あるいは緩和医療に従事している医師，看護師，またはコメディカルスタッフ
b	上記領域に2年以上従事している者
遺族	
a	研究3のインタビュー調査に参加した者であること
b	東京近郊に在住であること
c	調査に耐えうる精神状態であること
d	言語的コミュニケーションが可能であること
e	重篤な認知障害がないこと

6-2　使用方法に関する評価データの収集と分析

6-2-1　対象者

本章の研究の対象者は，がん治療あるいは緩和医療に従事する医療者および，がんで患者を看取った経験のある遺族とした。それぞれ対象者の適格基準を表6-1にまとめる。

医療者については調査依頼をした14名すべてから調査協力が得られた。遺族については，適格基準を満たした16名中，5名から調査協力が得られた（応諾率：31.3％）。以上調査協力の得られた19名すべてを解析対象とした。

6-2-2　手続き

調査は2011年6月から2011年9月にかけておこなわれた。

本研究はインタビュー調査であるため，明らかな対象者への不利益は生じないと考えられる。ただし，特に遺族に関しては，患者の終末期における体験を語ることにより，当時のつらい体験を思い出し，心理的苦痛を生じることが予測される。そのため調査の依頼にあたり，すべての対象者に対し，回答内容は個人が特定されるかたちで公表されないこと，および調査に回答するかどうかは自由であること，調査開始後であっても途中で参加を中止することが可能であることなどを明記した趣意書を送付した。また，遺族については，連絡票の

表6-2 対象者の背景情報

医療者
- a 年齢
- b 性別
- c 職種
- d 現在の職場
- e がん医療従事年数

遺族
- a 年齢
- b 性別
- c 患者との続柄
- d 看取り後経過年数
- e 予後告知を受けた人
- f 患者への予後の伝え方の決定者

返送が得られた者に対し，電話で再度調査の目的および倫理事項に関して説明をおこなった。すべての対象者に対し，調査開始時にあらためて口頭で同様の説明をおこない，最終的な同意を得た。

なお，本研究は研究計画書を大阪大学大学院人間科学研究科の倫理委員会へ提出し，承認を得たうえで実施した。

医療者対象の調査では，まず，本研究への協力について同意の得られた，総合病院，がん専門病院，大学病院各1施設の医師に対し，リーフレット，インタビューに関する依頼書，趣意書，および調査対象者募集の依頼を送付した。送付先の医師を介し，各病院において，適格基準を満たす医師および看護師のリクルートをおこなった。次いで，調査協力に同意の得られた医師および看護師に対し，研究者から連絡をとり，面接日程の調整をおこなったうえで，面接調査を実施した。遺族対象の調査では，まず，第4章（研究3）の際に得られた連絡票の情報をもとに，適格基準を満たす遺族に，リーフレット，インタビューに関する依頼書，趣意書および連絡票を郵送した。連絡票の返信が得られた対象者に，研究者が電話で連絡をとり，趣旨説明とあわせて日程の調整をおこなったうえで，面接調査を実施した。各対象者について，個別に面接調査を実施した。調査時間は約1時間から1時間半であった。

6-2-3 調査内容

面接調査の冒頭において，対象者の背景情報として尋ねた項目を，表6-2に示す。

リーフレットの内容および使用方法に関して，あらかじめ設定された質問項目（表6-3）を中心に半構造化面接をおこなった。質問項目はリーフレットの内容に関する評価，および有効な使用方法について明らかにするよう，臨床で終末期医療に従事する医師の助言を受けながら，筆者が作成した。本題への導

第6章　家族用意思決定支援リーフレットの開発　　　　　　　　　　95

表6-3　リーフレットに関する調査項目

医療者調査（導入部） 　問1　普段の臨床の中で，患者さんあるいはご家族に予後を伝えることをめぐって困っておられることはありますか？ 　問2　そうした場面では主にどなたが，どのような対応をなさっていますか？
遺族調査（導入部） 　問1　患者さまに予後をどのようにお伝えするかということについて，悩まれたことはありましたか？ 　問2　その際はどのように対応なさいましたか？
リーフレットについて（医療者／遺族共通） 　問3　先ほどお話しいただいたような場面を想定していただいて，リーフレットの各ページが必要あるいは不要と思われるかどうか，ご意見をいただけますか？ 　問4　他に加えたほうがよいと思われる内容はありますか？ 　問5　ページ数や文字の量について，多いあるいは少ないなど，ご感想をいただけますか？ 　問6　このようなリーフレットをお渡しするとすれば，どのようなタイミングがよいとお考えですか？ 　問7　誰がどなたにお渡しするのがよいと思われますか？ 　問8　その他なんでも，リーフレットをよりよいものにするために，ご自身のご経験からお考えをお聞かせください。

入としてまず問1の質問をおこなったが，基本的に対象者主導で面接をおこない，他の質問に関しては話の流れに応じて順序を変更した。

　調査者は対象者の話を遮らないよう，ある事柄について話し終えるのを待ったうえで，次の質問をおこなった。また述べられた言葉の意味や事実関係を確認するための質問，さらなる話を引き出すための質問は随時おこなった。なお，質問への応答に対しては，常に支持的に対応した。

6-2-4　分析方法

　録音された面接内容から，正確な逐語録を作成した。

　テキスト化したデータから，リーフレットの内容について，分量，各項目の必要性，不足している情報，について抽出した。以上の項目は，いずれも客観的な内容であり，評定の客観性を担保する必要性がないと判断されたため，筆者が評価をおこなった。

　テキスト化したデータから，リーフレットの使用方法について，タイミング，

使用方法，使用者，使用対象，について意見を抽出した。抽出した項目について，各対象者の発言の有無を集計した。以上の項目についても，評定の客観性を担保する必要性がないと判断されたため，筆者が評価をおこなった。

6-3 内容に関する評価

6-3-1 対象者の背景

依頼状を送付した遺族16名のうち，5名から調査協力の同意を得た（応諾率：31.3％）。同意を得た5名に面接をおこない，すべてを解析の対象とした。また医療者14名を対象として面接調査を実施し，すべてを解析の対象とした。各調査の対象者の背景を表6-4および表6-5にまとめる。

医療者調査では，一般の抗がん治療に従事する内科または外科の医師および看護師が5名，緩和ケアチームまたは緩和ケア病棟に所属する医師および看護師が7名，緩和ケアチームに所属する心理職が1名，外来の相談室に所属するソーシャルワーカーが1名であった。遺族調査では，5名中4名が家族のみ予後告知を受けており，すべての対象者が患者への告知の方針を家族自身で決定していた。

6-3-2 リーフレットの内容に関する評価

リーフレットの分量および，各項目の必要性，不足している内容について質問した結果を表6-6にまとめる。

分量については，「多い」と回答した対象者が4名，「ちょうどいい」とした対象者が15名，「少ない」とした対象者が0名であった。各項目に関しては，「予後告知の基礎知識」について，不要とした者が3名，「まとめ」について不要としたものが1名であった。またリーフレットに追加すべき項目として，リーフレットを読んだ後に問い合わせや相談ができる「相談先の情報」について6名，「緩和ケアの情報」について3名，看取りまでの「予想される症状経過」や発言者および患者の年齢や属性といった「体験談の背景情報」について

第 6 章　家族用意思決定支援リーフレットの開発

表6-4　対象者（医療者14名）の背景

	人数	(%)
年齢（平均±SD）　36±8		
性別		
男性	7	(50.0)
女性	7	(50.0)
職種		
一般医師	3	(21.4)
緩和医師	4	(28.6)
一般看護師	2	(14.3)
緩和看護師	3	(21.4)
心理士	1	(7.1)
ソーシャルワーカー	1	(7.1)
がん医療従事年数　9±7		

表6-5　対象者（遺族5名）の背景

	人数	(%)
年齢（平均±SD）　58±7		
性別		
男性	2	(40.0)
女性	3	(60.0)
患者との続柄		
配偶者	2	(40.0)
子ども	2	(40.0)
その他	1	(20.0)
看取り後経過年数　5±1		
予後告知を受けた人		
家族のみ	4	(80.0)
家族および患者	1	(20.0)
患者への予後の伝え方の決定者		
家族	5	(100.0)
医療者	0	(0.0)

それぞれ4名の対象者から回答が得られた。

分量について「多い」と回答した対象者4名すべてが，以下の発言に見られるように，文字数について言及していた。

> ページ数としてはこれぐらいなのかなと思うんですけれどね。ちょっと字が多いかな。もっとパッと見て内容がわかるようになっているほうがいい気がします。特に高齢のご家族なんかが「あと半年です」とか聞かされた後の状態でこれ見たら，全部は読み込めないかもしれない。細かい説明は省いて，要点だけ。細かいところは，医者が口頭で補足するとかできるから。（一般看護師）

本リーフレットの作成過程において，主な対象を50～60代と設定した。しかし，高齢化にともなって，高齢のがん患者が増加している現状をふまえ，より高齢層にも対応できるよう修正することが，汎用性を高めるものと考えられた。また，欧米の先行研究において，50歳以上を対象とする場合，14ポイント以下の文字のフォントは小さいと評価されること（Svarstad et al., 2005），情報量が制限されることを考慮しても，リーフレットの普及率を向上させるため

表6-6 リーフレットの内容に関する評価

	医療者						遺族
	一般医師	緩和医師	一般看護師	緩和看護師	コメディカル	計	
分量							
多い	0	2	0	0	1	3	1
ちょうどいい	3	2	2	3	1	11	4
少ない	0	0	0	0	0	0	0
必要な項目							
はじめに	3	4	2	3	2	14	5
予後告知の基礎知識	3	3	2	3	2	13	3
体験談	3	4	2	3	2	14	5
決定後の対応	3	4	2	3	2	14	5
まとめ	2	4	2	3	2	13	5
不足している内容							
相談先の情報	1	1	1	1	1	5	1
緩和ケアの情報	1	2	0	0	0	3	0
予想される症状経過	0	1	1	1	0	3	1
体験談の背景情報	0	1	0	0	1	2	2

には文字の大きさを確保することが重要であること (Jutai et al., 2009) が指摘されている。ただし，下記のような発言も見られることから，必ずしも単純に文字のサイズを調整し，字数を減らすということが選択肢ではないものと考えられた。

> 確かに高齢のご家族であるとか，精神状態が不安定なご家族の場合，この量は負担かもしれないとは思います。ただ，情報を求めているご家族がたくさんいらっしゃることは事実ですので，コンパクトにするというよりは，十分に対応できるご家族につなぐとか，お渡しする人を選ぶとか，そういうことのほうが大切かもしれませんね。たとえば奥さんに渡すのじゃなくてお子さんに渡すとかね。実際ご高齢の患者さんの場合，これが必要ないことも多いんですよ，もうご家族も伝えるかどうか迷われないというかね。(緩和看護師)

一般的に情報提供のためのツールを作成する際，啓発という要素を重視する場合には汎用性を高めるために利用可能な対象者を幅広く設定すること，一方

行動変容という要素を重視する場合には対象者を具体的にしぼって設定することが望ましいと指摘されている。本リーフレットは，がん患者の家族のための，意思決定支援を目的としたものであり，リーフレットの配布により，家族の検討または家族間，家族―医療者間のコミュニケーションを促すことを目的としている。以上のことをふまえ，基本的に，患者への予後の伝え方を検討することが有意義であると考えられる家族に焦点をあて，情報量を減らすことは避けることが望ましいと考えられた。したがって，情報量は現行のまま，印刷サイズを A5 判から B5 判に拡大することで，文字のサイズに関して若干の改善が必要であるものと考えられる。

またリーフレットに追加すべき項目として，リーフレットを読んだ後に問い合わせや相談ができる「相談先の情報」「緩和ケアの情報」，看取りまでの「予想される症状経過」，発言者および患者の年齢や属性といった「体験談の背景情報」という 4 つの項目が提案された。

リーフレットの内容に関する相談については，最終ページの空欄に各施設の状況に応じて，対応可能な医療者を記入して渡すことができるように設定している。この点について以下のような発言が得られた。

> このリーフレットはスタンスが「伝えても伝えなくてもどちらでもいい」というフラットなものになっているので，読んだ家族はすごく悩みが深くなると思うんです。もしかしたら読む前よりも悩むかもしれない。でも考えてもらうことが目的であればそれはいいと思うんです。悩んだときに誰に相談したらいいか，ということが大事。リーフレットがあることで，医療者が家族に丸投げするようになってしまうようでは困るんです。相談先は病院内でもいいし，電話相談の窓口の番号を載せるのでもいいし。（緩和医師）

日本においては，患者への告知に関する決定権が家族にあるという認識が強いことが以前より報告されている。日米の医師を対象とした告知に関する意識調査では，「家族員は患者のことを一番よく知っていて一番よく考えている」という認識が，日本特有のものとして指摘されている（宮地，1995）。こうした

傾向があることからも，決定に関して医療者が家族に全責任を負わせる可能性も考えられ，そうした事態を防ぐためにも，この点については明記することが必要であるものと考えられた。したがって，医療者が空欄に記入する方式ではなく，より明確に相談先を呈示するよう修正することが望ましいものと考えられる。

　また「緩和ケアの情報」，看取りまでの「予想される症状経過」については，予後の伝え方と密接に関連する内容であるため，判断材料の1つとして記載することが提案された。予後の告知が緩和ケアの選択に影響すること，また症状経過の予測が，患者に予後を伝える時期を検討する家族にとって重要な判断材料になることが指摘されている。ただし，本リーフレットは第2章（研究1）〜第4章（研究3）から得られたエビデンスに基づいて作成したものであり，これらの情報に関しては上記研究と乖離する。また現在緩和ケアや終末期における症状経過については複数のリーフレットが発行されている。したがって，これらの情報については，本リーフレットの内容として加えるのではなく，既存の資料へのリンクというかたちで記載することが望ましいものと考えられた。

　最後に，本リーフレットのメインとなる体験談について，各体験談の発話者に関する情報を記載することが提案された。患者に対して病名を伝えるかどうか，という判断をおこなう際の要因として，患者の年齢や社会的立場，家族状況などがあげられている（佐々木ら，1999）。予後の告知についても同様の要因が関連するものと考えられるため，各選択肢のメリットおよびデメリットがどのような背景の人のものであるか，ということは重要な情報であると考えられた。

> どんな人なのかな，自分と似た状況の人はどうだったのかな？　そういうことを知りたいと思います。それに，これを話した人がどんな人なのか，ということが少しでも見えたほうが，説得力があるというか，入り込めるというか，体験談がもつ重さが増しますよね。（遺族）

　以上のことをふまえ，個人情報を侵害しない範囲内で，発言者の年齢（代），および患者との続柄を記載することが有用であるものと考えられた。

第 6 章　家族用意思決定支援リーフレットの開発

6-4　使用方法に関する評価

6-4-1　リーフレットの使用方法に関する評価

　リーフレットの使用方法について，タイミング，使用方法，使用者，使用対象に関して質問した結果を表6-7にまとめる。またそれぞれについて発言の例を表6-8にまとめる。

　リーフレットを使用するのに適切であるとして言及されたタイミングは，診断時などの治療開始前が12名，手術後や化学療法1クール終了後など治療が一段落したタイミングが4名，再発時が6名，積極的抗がん治療の終了時が10名，家族が医療者に患者への予後の伝え方について相談したタイミングが8名であった。またリーフレットの使用方法としては，説明をしながら手渡しする方法について言及した対象者が18名，待合室や相談室といった外来に設置し自由に取れるようにする方法について言及した対象者が10名，病棟に設置し自由に取れるようにする方法について言及した対象者が3名であった。さらに手渡しを提案した者に対して，誰から渡すことが望ましいか問うと，医師と回答した者が18名，看護師と回答した者が10名，心理職と回答した者が2名であった。リーフレットを最初に手渡す対象として，家族をあげた者が19名，患者をあげた者が9名であった。なお，遺族の中で，患者をあげた者はいなかった。

　本リーフレットは，積極的抗がん治療の終了時，家族に予後を伝える際に使用することを想定して作成したものであったが，特に医療者から，そのタイミングにおいては，十分な検討をするゆとりがないとの発言が多く見られた。遺族からも同様に，治癒の見込みがある段階での使用を提案する意見が得られた一方で，以下のように治療早期に使用することへの懸念も言及された。

　　がんがわかっていざこれから治療，と前向きにがんばろうとしているときにこれを渡されたら，やっぱり嫌ですよね。「なんで今こんなもの？」って思うと思います。治療するって説明されたけど，ほんとは厳しいんじゃないかと勘ぐってしまうこともあるかも。まぁそこは渡す人の説明次第か

第2部　意思決定の過程を支える支援ツールの開発

表6-7　リーフレットの使用方法に関する評価

	医療者						遺族
	一般医師	緩和医師	一般看護師	緩和看護師	コメディカル	計	
タイミング							
治療開始前	3	3	0	3	1	10	2
治療一段落時	2	0	1	0	1	4	0
再発時	2	2	0	2	0	6	0
治療終了時	2	1	1	1	2	7	3
家族の相談時	1	2	1	1	2	7	1
使用方法							
手渡し	2	4	2	3	2	13	5
外来に設置	2	2	1	2	1	8	2
病棟に設置	0	1	1	0	1	3	0
使用する医療者							
医師	2	4	2	3	2	13	5
看護師	1	2	1	3	2	9	1
心理士	0	1	0	0	1	2	0
使用対象							
家族	3	4	2	3	2	14	5
患者	2	3	1	2	1	9	0

表6-8　発言例

タイミング	
治療開始前	やっぱりいざもうあと数ヶ月っていうときにこれを渡されると，たぶんキャパを超えてしまうというか，考えられないと思うんですよね。もっと精神的に健康というかゆとりがあるというか，一般論として考えられるぐらいのときのほうが。これから治療というときに渡すと怒る人がいるかもしれないですが，「治すために治療をしていきますが，いずれこういうこともあるかもしれません，みなさまにお渡ししています」とか言えば，一歩ひいて見ることもできるんじゃないかな。（心理士）
治療一段落時	治療はもうとりあえず始めてある程度，手術だったら手術が終わって少したったころとか，化学療法がいったん一段落したころに，今回この治療はこんなにうまくいきました。今後はそのままよくなっていくことが望ましいんですけど，患者さんによってはどんどん最後のほうに向いていかれる方もいるので，ご家族としてもそういうことを少しずつ考えていく時間があったほうがいいと思うので，今回そういうお話をしてみました，みたいな感じで言ってみてもいいのかなと。（一般看護師）
再発時	再発して，薬を替えましょうとかってなってくるじゃないですか。もしくは放射線治療をしましょうとかってなったときが，治療が微妙に変わっていく段階じゃないですか。そういったときに，何か話があってもいいのかなって。次の治療が効果があればいいけど，もしかしたら効果がないかもしれないからみたいな感じでというようなときでもいいのかもしれないですね。初発のときよりは一歩現実に近づいたときというか。（緩和看護師）

第 6 章　家族用意思決定支援リーフレットの開発

治療終了時	実際にまだ希望や可能性があるときには，やっぱりこういうことは考えられない。だから治療がなくなって，もう可能性がゼロ，今考えなくてはっていうときに渡されないとなんか受け入れられないですよね。見たくないって思ってしまうと思います。（遺族）
家族の相談時	出番がちょっと少ないかもしれないですけれど，家族が実際に困ってる，どうしようか迷ってるときっていうのはこれは非常にいいなとは思いました。予後の問題はかなり個性性が高いので，どこかのタイミングで全員にお渡するっていうのはなかなかそぐわないかもしれないですね。困っている家族は何かしらサインを出すので，そのときに渡せるように備えておくほうが現実的かもしれないです。（緩和医師）
使用方法	
手渡し	すごくヒントにもなると思う半面，不安をすごくあおる危険性もあるかなっていうのがあるんで，そのへんに置いておいていいものではないと思うね。必ず内容を理解していて，渡した後のフォローもできる人が手渡しすべき。それは医者でもいいし看護師でもいいし。（緩和医師）
外来に設置	外来の待合室とか，ちょっと目のつくところに置いといてもいいかなと思いますね。いっぱいのパンフレットの中の一つに置いてあると，取って見るのかなと。それをもとに主治医と話が進むこともあるかも。まだまだ実際に，話したくない主治医もいるので，家族のほうからこれをもって，話がしたいっていうふうにもちかけられるようにすると役に立つと思う。（緩和医師）
病棟に設置	病棟に置いておくのもいいかもしれないですね。外来だと誰が取ったかわからないけれど，たとえば病棟のカウンターに置いておけば取った人がわかる。それで興味のある人が手に取ったらちょっとわかって，医療者が声をかけられるぐらいとかだったらいいのかなって。（心理士）
使用する医療者	
医師	それはもう絶対に医者ですよね。患者や家族に取って医者は神みたいなものですから。その人がちゃんと中も説明して渡してくれるのが一番いい。（遺族）
看護師	ご家族への告知のときにあわせてお渡しするのであれば医師かなと思いますけれど。でも治療をしているときとか一番患者さんの近くにいるのは看護師なので，本当はそういう看護師との関係を築いていって，そろそろいいかなっていうころに出してみたりとかすると受け入れやすいかなと思いますけどね。（一般看護師）
心理士	適用を見極めないといけないわけだから。この患者さん，家族にこれを渡せばすごくいいかもっていうタイミング見計らわないと，火に油を注ぐ可能性もあるから。それを見極められる人であったほうがいいとすると，医師や看護師でもいいし，まだまだ人数が少ないけど心理士なんかもうまく使えそうだよね。（緩和医師）
使用対象	
家族	うちだったら，いただいたら本人にも見せたと思います。話のきっかけとして，少しワンクッションおけるのがありがたいですね。こういうことって，何もないとなかなか話せないから。「こんなのいただいたのよ」ってところからなら話せる気がします。それでも，本人に直接渡されるのは嫌ですね。家族なりのタイミングとか，本人に見せたり話したりするための家族の心の準備もありますから。（遺族）
患者	やっぱり患者さんのことなので。ご家族用であってもいいと思いますけど，どちらかというと両方一緒にお渡しするのがいいのかな？　そうすると中身変わってきちゃいますけれど。あと外来とか置いておこうと思ったら必然的に患者さんの目にとまりますよね。患者さんにもお渡しできるものにしていたほうが，広く使われるかなとは思います。（一般看護師）

もしれないんですけどね。でもやっぱりその時点ではこれは受け入れられ
　　ないかな，私なら。（遺族）

また一方，医療者からは以下のように，近年のがん治療の発展にともなう，
治療終了時の状況の変化に関する発言も複数得られた。

　　昔なら治療が効かなくなってもまだそこから半年とか１年とか予後がある
　　ことが多かったんです。でも化学療法が進んできて，最近だと最後の治療
　　が効かなくなった時点では，予後が１ヶ月とか２ヶ月っていうことも珍し
　　くない。それを考えると，じゃあそのときに予後伝えてどうなる？　って
　　いうか。伝えることのメリットであるはずの，やりたいことをやるとか，
　　そういうことはもう考えられない段階に入っていることも多いんです。だ
　　から，これを活かすことを考えるならやっぱりもっと早い段階で，と。
　　（緩和医師）

　第４章（研究３）の結果から，患者に予後を伝えることのメリットとしては，精神的物理的に死に備えられること，さまざまな意思決定ができることが明らかとなった。家族が十分な検討をおこなうためには，こうしたメリットを実現可能な段階において検討することが望ましいと考えられる。また第２章（研究１）において，検討のタイミングが遅くなったために，患者の身体状況から「伝える」という選択肢がなく，「妥協」という評価に至る遺族もいることが明らかとなり，選択肢を増やすという意味からも早期の検討が重要となる可能性が示唆された。以上のことをふまえ，患者への予後告知が差し迫った問題になった段階ではなく，治療早期の時点で，使用することが有用であるものと考えられた。ただしこの際，上記の遺族の発言にもあるように，家族の怒りや失望を生じさせる可能性もあるため，十分な説明が求められることになるだろう。
　リーフレットの使用方法としては，ほぼ全員が，説明をしながら手渡しする方法について言及したのに加え，待合室や相談室といった外来に設置し自由に取れるようにする方法についても半数以上が言及していた。
　一般的にリーフレットの使用方法は，大きく手渡し，および自由配布に分け

られる。前者の場合，確実に対象に届くことがメリットとしてあげられる一方，受取手のタイミングやニーズにそぐわない可能性があるというデメリットがある。反対に自由配布の場合，必要な人が必要なタイミングで情報にアクセスすることが可能であるが，客観的に有用と判断される対象者に情報が届かない可能性も高い。先行研究においては，リーフレットを配布する際に医療者が説明を加えることが，患者に正確に情報を伝えるために有効であることが指摘されており（Hill & Bird, 2003），患者に対する情報提供という目的で作成された本リーフレットも，医療者から直接手渡しすることが望ましいものと考えられた。しかし本調査の結果から，リーフレットを使用するタイミングとして複数の時点が考えられ，人によってその評価が異なることが明らかとなった。したがって，手渡しによる使用の場合，家族が不要と考える段階での使用になる可能性もあるため，使用する医師または看護師が十分な説明をおこなうことが不可欠であると考えられた。この点に関しては，リーフレットと併用する医療者用マニュアルで補うことが有効であると考えられる。

　一方外来での設置については，以下のように患者の目に触れるという懸念が複数の対象者から言及された。

　　外来に置いておくっていうことは，患者さんの目に触れることのほうがむしろ多いじゃないですか。だから，患者さんが見ても問題ないような内容に変えないと使えないですよね。そこさえクリアすれば，自由に取れるというのはいいと思います。相談室で見ていても，関心のある人はよくリーフレット取っていきますから。（ソーシャルワーカー）

　本リーフレットは遺族を対象とした研究の結果をもとに作成したものであり，視点はすべて家族である。したがって，家族自身のニーズに応じて入手できるという利点を考えたうえでも，患者の目に触れる機会の多い外来での設置は，大幅な内容の改訂を要するため困難であるといえよう。

　最後にリーフレットを最初に手渡す対象として，全員が家族をあげたのに加え，患者をあげた者も半数いた。日本においては，家族が患者の意思をもっとも理解している，と考える医療者が多い（宮地，1995）。しかし，透析患者とそ

の家族を対象として,心肺蘇生や透析の継続に対する意思決定において,家族の代諾能力を調査した先行研究の結果,患者の意向を正確に反映した家族は7割にとどまることが明らかとなった (Miura et al., 2006)。この結果からも,家族を患者の代諾者として位置づけることに対する疑問が指摘されている。しかし,医療者の多くが患者も見られるように,と指摘した一方で,遺族の中には患者に最初にリーフレットを見せることを提案した者はいなかった。治療早期に手渡し,検討を促すことを考えた場合,患者と家族の間で意見交換をすることは望ましいと考えられるが,遺族からは,以下のような発言が聞かれた。

> 私だったら夫に見せて話したと思います。でも,あくまで家族のためのものとして。「あなたの話」ではなくて,一般的なものとして見れるっていう意味でも,家族用って渡されるとワンクッションできるじゃないですか。これがもし患者用ってなってて,夫に先に渡されたとしたら,それは私の気持ちがついていかない。(遺族)

このように,家族自身の準備のためにも,まずは家族のみに使用することが求められていることがうかがえた。

第 7 章　医療者用マニュアルの開発［研究 5］

7-1　マニュアルの作成

7-1-1　医療者用マニュアルの目的

　第 2 章（研究 1）の結果から，患者本人と比較して，家族への予後告知率が高いことが明らかとなった。また，患者に予後を伝えた場合にも，伝えなかった場合にも，その選択に納得している遺族と後悔している遺族がいることも明らかとなった。

　以上の研究結果をもとに，患者の家族に予後を伝え，その後のフォローをおこなう医療者を対象に，家族支援の指針を提供することを本マニュアルの目的とした。具体的には以下の 3 点を主な目的とする。まず，家族に対するよりよい告知の方法についてエビデンスをもとに情報提供すること，次いで患者への告知方法を検討する家族に意思決定支援を提供できるよう指針を提供すること，さらに，患者への告知方法を決定した後の家族に対する支援指針を提供すること。2 点目および 3 点目については家族用のリーフレット同様，患者への告知を推奨する用途ではなく，家族の主体的な意思決定を支えるとともに，いずれの選択となった場合にも，デメリットを最小限にするための関わりができるよう，具体的な支援の指針を提供することとする。

7-1-2　作成の手続き

　第 2 章（研究 1），第 3 章（研究 2），および第 4 章（研究 3）から得られた結果をもとに，がん患者の家族に患者の予後を伝える医療者を対象としたマニュアルを作成した。マニュアルの作成は，2010 年 9 月から 2011 年 2 月にかけておこなった。

　第 2 章（研究 1）の結果から，家族が予後告知を受けるタイミングとしては，

治療病院退院時がもっとも多いことが明らかとなった。そこでマニュアルの主なターゲットを，抗がん治療に従事する一般診療科の医師と設定し，それをふまえ，マニュアルの構成を検討した。

マニュアルは主に以下の3部から構成した。まず，第3章（研究2）の結果をもとに，家族に対する望ましい予後告知の方針についてまとめた。ここでは主に，予後を家族に伝える際の参考として，遺族の視点からの「望ましい予後告知」の方法を提供することを目的とした。またあわせて，家族に対し「予後」とはどのようなものか，ということを解説するためのツールを提供することとした。次にリーフレットと併用する部分として，意思決定支援のための情報をまとめた。まず，第2章（研究1）の結果を引用し，患者に予後を伝えるか否かという結果は，遺族の評価と必ずしも直結しないこと，十分な意思決定を支援することが重要であること，また決定後の適切なフォローが必要であることを解説した。次いで，第4章（研究3）から得られた遺族の体験談をまとめた。第6章のリーフレット同様，選択肢を「予後を伝える」「あいまいなままにして伝えない」「治ると伝える」の3つに分け，それぞれに第4章（研究3）から得られた体験談を，メリットとデメリットごとに記載した。さらに，各選択肢にともなう，決定後の留意点についてもあわせて記載した。最後に予後告知前後における家族支援のポイントをまとめた。第2章（研究1），第3章（研究2）および第4章（研究3）から得られた結果をもとに，家族支援にあたって医療者が留意すべき点を記載した。

まず第4章（研究3）の結果をもとに，筆者がマニュアルの原案を作成した。次に原案をもとに，心理学者2名，緩和医療に従事する医師1名を加え，内容および体裁についてディスカッションおよび修正を繰り返し，調査に使用するマニュアルを作成した（巻末の付録を参照）。

7-2　使用方法に関する評価データの収集と分析

7-2-1　対象者

本章の研究の対象者は，第6章（研究4）の対象となった医療者とした。調

査協力の得られた 14 名すべてを解析対象とした。

7-2-2　手続き

調査は 2011 年 6 月から 2011 年 9 月にかけておこなわれた。

本研究はインタビュー調査であるため，明らかな対象者への不利益は生じないと考えられる。ただし調査の依頼にあたり，すべての対象者に対し，回答内容は個人が特定されるかたちで公表されないこと，および調査に回答するかどうかは自由であること，調査開始後であっても途中で参加を中止することが可能であることなどを明記した趣意書を送付した。また，調査開始時に口頭であらためて同様の説明をおこない，最終的な同意を得た。なお，本研究は研究計画書を大阪大学大学院人間科学研究科の倫理委員会へ提出し，承認を得たうえで実施した。

まず，本研究への協力について同意の得られた，総合病院，がん専門病院，大学病院各 1 施設の医師に対し，マニュアル，リーフレット，インタビューに関する依頼書，趣意書，および調査対象者募集の依頼を送付した。送付先の医師を介し，各病院において，適格基準を満たす医師および看護師のリクルートをおこなった。次いで，調査協力に同意の得られた医師および看護師に対し，研究者からコンタクトをとり，面接日程の調整をおこなったうえで，面接調査を実施した。

各対象者について，個別に面接調査を実施した。調査時間は約 1 時間から 1 時間半であった。

7-2-3　調査内容

マニュアルの内容および使用方法に関して，あらかじめ設定された質問項目（表 7-1）を中心に半構造化面接をおこなった。

質問項目はマニュアルの内容に関する評価，および有効な使用方法について明らかにするよう，臨床で終末期医療に従事する医師の助言を受けながら，筆者が作成した。第 6 章（研究 4）の質問項目に続き，基本的に対象者主導で面

表 7-1 マニュアルに関する調査項目

問 1	マニュアルの各ページが必要あるいは不要と思われるかどうか，ご意見をいただけますか？
問 2	他に加えたほうがよいと思われる内容はありますか？
問 3	ページ数や文字の量について，多いあるいは少ないなど，ご感想をいただけますか？
問 4	どのようなかたちでご利用いただけば，有効に活用していただけると思われますか？
問 5	どなたにお渡しするのがよいとお考えですが？
問 6	その他なんでも，マニュアルをよりよいものにするために，ご自身のご経験からお考えをお聞かせください。

接をおこない，話の流れに応じて適宜順序を変更した。

調査者は対象者の話を遮らないよう，ある事柄について話し終えるのを待ったうえで，次の質問をおこなった。また述べられた言葉の意味や事実関係を確認するための質問，さらなる話を引き出すための質問は随時おこなった。なお，質問への応答に対しては，常に支持的に対応した。

7-2-4 分析方法

録音された面接内容から，正確な逐語録を作成した。

テキスト化したデータから，マニュアルの内容について，分量，各項目の必要性，不足している情報，について抽出した。以上の項目は，いずれも客観的な内容であり，評定の客観性を担保する必要性がないと判断されたため，筆者が評価をおこなった。

テキスト化したデータから，マニュアルの使用方法について，使用方法，使用者について意見を抽出した。抽出した項目について，各対象者の発言の有無を集計した。以上の項目についても，評定の客観性を担保する必要性がないと判断されたため，筆者が評価をおこなった。

7-3 内容に関する評価

7-3-1 対象者の背景

医療者 14 名を対象として面接調査を実施し，すべてを解析の対象とした。

対象者の背景は前掲表6-4のとおりとする。

7-3-2　マニュアルの内容に関する評価

　マニュアルの分量および，各項目の必要性，不足している内容について質問した結果を表7-2にまとめる。

　分量については，「多い」と回答した対象者が4名，「ちょうどいい」とした対象者が10名，「少ない」とした対象者が0名であった。各項目に関しては，「予後告知の基礎知識」について不要とした者が3名，「予後告知の実態」について不要とした者が2名，「体験談」および「まとめ」について不要とした者が各1名であった。

　またマニュアルに追加すべき項目として，告知の是非について1つの選択肢を推奨するものではなく，あくまで十分な検討を可能にするための情報提供であるという「リーフレットのスタンス」に関する内容が7名，リーフレットを使用した後に「予想される家族からの質問」および解答例について6名，リーフレットを用いた「意思決定までのフローチャート」について3名の対象者から回答が得られた。

　分量について「多い」と回答した対象者4名すべてが，以下の発言に見られるように，日常の診療の中で，目を通す時間が少なく，利用効率が悪いということを理由としてあげていた。

　　普段外来やって，病棟行って，ですからね。その中でこれを自分たちが使うことを考えると，量が多いと使われないと思いますね。たぶんどこかにしまわれてしまう。リーフレットの中身は見ればわかるので，（マニュアルは）かんたんにA4の1枚とかでつくってしまうほうが逆に使われる，要点だけおさえるかんじで。あわせてリーフレットまでお蔵入りするともったいないからね。（一般医師）

　一方，以下の発言に見られるように，内容を簡略化することに対する懸念も述べられた。

表7-2 マニュアルの内容に関する医療者の評価

	一般医師	緩和医師	一般看護師	緩和看護師	コメディカル	計
分量						
多い	0	2	0	0	2	4
ちょうどいい	3	2	2	3	0	10
少ない	0	0	0	0	0	0
必要な項目						
予後告知の基礎知識	3	2	2	2	2	11
予後告知の実態	2	3	2	3	2	12
体験談	2	4	2	3	2	13
まとめ	2	4	2	3	2	13
不足している内容						
リーフレットのスタンス	2	1	0	3	1	7
予想される家族からの質問	2	0	2	2	0	6
意思決定のフローチャート	0	0	0	2	1	3

　これを緩和のスタッフが使うとなると大丈夫だと思うんです。でも外科や内科の医師，特にがん専門じゃない病院の医師が使おうとすると，なかなか難しいと思うんですよね。たとえばリーフレットをぽんとご家族に渡して満足してしまうとか。これは医療者とご家族のコミュニケーション促進ツールみたいな役割もあると思うので，それではだめで。そう思うとどんなところにどんなふうに気をつけるのか，っていうこのマニュアルが不可欠になってくるんですよ。だからかんたんにしすぎるのは意味がないかな。（緩和看護師）

　以上の点をふまえ，冊子の分量自体は極力減らすことを検討するとともに，要点を簡潔にまとめることが必要であるものと考えられた。
　マニュアルに含まれる内容のうち，予後告知の基礎知識に関して「不要」と回答した者が3名いた。ただしいずれも緩和医療に従事する医師および看護師であった。第6章（研究4）から，リーフレットを使用するタイミングとして，もっとも多くの対象者から有用と言及されたのは，治療開始前であった。したがって，緩和医療に従事する医師や看護師よりも，一般の医師および看護師が主なリーフレットの使用者と考えられる。以上のことから，予後告知の基礎知

第7章 医療者用マニュアルの開発

識については，削除すべきでないと考えられた。一方，体験談に関しては削除すべきとした対象者は1名であった。その理由として以下の発言のようにリーフレットとの重複があげられた。

> この体験談の部分はリーフレットと同じなんですよね。であれば，なくしてもいいと思うんですよね。マニュアルは，前半の告知の仕方の部分と，リーフレットを使うときの注意事項がはっきりわかればいいと思います。
> （一般医師）

その他の部分については，不要とする明確な理由が得られなかったため，マニュアルの縮小を検討する場合には，体験談の部分を削除することがもっとも実用的であると考えられた。

またマニュアルに追加すべき項目として，中立的な情報提供という「リーフレットのスタンス」，リーフレットを使用した際に「予想される家族からの質問」，家族への告知からの「意思決定のフローチャート」という3つの項目が提案された。

中でもリーフレットのスタンスに関しては，以下の発言と同様に，追加を提案する発言が半数の対象者から得られた。

> このリーフレットの特徴は，伝えてもいいし，伝えなくてもいいから，ちゃんと考えることが大切っていうメッセージじゃないですか。それを考えると，渡す側の医療者がそこをちゃんと理解していることが一番大切だと思うんですよね。そこを理解できないと一緒に考えるという姿勢でいられないかもしれないので。長く書く必要はないから，そのメッセージを最初に簡潔に打ち出さないといけないと思いますね。（緩和医師）

序章でも述べたように，近年，医療における患者の自己決定に関して，SDMという概念が発展してきている（Charles et al., 1997）。この考えは，医療者が患者に選択肢を提示し，自己決定を促し，意思決定の過程および結果を共有するというものであり，医療者と患者の共同作業であると考えられている。

第6章（研究4）で作成したリーフレットは，このスタンスに基づくものであり，したがって，利用する医療者の側が，この点を十分に理解していることが望まれると考えられた。SDMの概念は近年，医療教育にも取り入れられ，普及が進んできてはいるものの，依然として意識統一には至っていない。この点について，マニュアルにより明確に呈示することが必要であるものと考えられた。

また，予想される家族からの質問およびその対応例についても，掲載すべきとの発言が，複数の対象者から得られた。この点に関しては，面接調査で扱っておらず，患者への予後告知方法の検討にあたって，実際に家族にどのような疑問が生じるのか，また医療者にどのような対応が望まれるのか，ということは明らかになっていない。したがって，現時点でエビデンスに基づいた情報を掲載することはできない。第6章（研究4）および第7章（研究5）の結果をふまえ，リーフレットおよびマニュアルの最終版を作成した後，実際に複数病院でリーフレットを使用した介入研究をおこない有用性調査を実施する予定となっている。その結果をもとに，こうした家族からの質問および対応例について，補うような改訂を実施することが期待される。

7-4 使用方法に関する評価

7-4-1 マニュアルの使用方法に関する評価

マニュアルの使用方法について，使用方法，使用対象に関して質問した結果を表7-3にまとめる。またそれぞれについて発言の例を表7-4にまとめる。

マニュアル使用方法としては，リーフレットとともに配布する方法について言及した対象者が12名，医療者を対象としたワークショップを開催し，マニュアルおよびリーフレットの内容について説明したうえで配布する方法について言及した対象者が5名，インターネットに掲載し自由に閲覧できるようにする方法について言及した対象者が1名であった。

リーフレットとともに配布する案および，ワークショップで配布する案について，それぞれの長所および短所が以下の発言に集約されていると考えられた。

表7-3 マニュアルの使用方法に関する医療者の評価

	一般医師	緩和医師	一般看護師	緩和看護師	コメディカル	計
使用方法						
リーフレットと配布	3	3	2	2	2	12
ワークショップで配布	1	1	0	2	1	5
インターネットに掲載	0	0	1	0	0	1
使用対象						
医師	3	2	2	2	2	11
看護師	2	1	2	2	1	8
緩和ケアチーム	0	3	0	2	1	6

表7-4 発言例

使用方法	
リーフレットと配布	基本的に，リーフレットとセットでいいんだと思います。リーフレットを50冊とか病棟に用意するときに，1冊マニュアルをつければいいですよね？ 使いたいと思った医療者がそのときに読むように。ただ，どうかな，バタバタしてるから，よっぽど関心のある人じゃないとじっくりは読まないかもしれないです。リーフレットを正しく使うために，マニュアルは大事だと思うんですけどね。（一般医師）
ワークショップで配布	配るだけじゃたぶん日常の診療に忙殺されちゃっているので，読まれないと思います。だから病院内とかで1時間ぐらいのワークショップをやってもらって，これまでの研究のこととか紹介してもらって。それでリーフレットの使い方も説明したうえで配布とかが理想だと思いますね。ただどれだけ人が集まるか……病院長とか看護部長とかの理解が必要でしょうけど。他の定期開催の緩和ケアワークショップとセットにしてしまうのも現実的ですね，PEACEとか。（緩和看護師）
インターネットに掲載	病棟に置いてもなくなってしまう可能性も高いので，ホームページをつくってそこに載せるというのもありかもしれないです。必要なときに気軽に見られるように。（一般看護師）
使用対象	
医師	やっぱり一番使うのは医師でしょうから。看護師が告知するということはないですしね。後半は医師でも看護師でもいいと思いますが，前半は特に，医師がしっかり見ておくべきだと思います。（一般医師）
看護師	たとえばリーフレットを読んだご家族がどこに相談に行くかっていうと，看護師が身近なんですよね。だから質問に来られたときにちゃんと対応できるように，看護師はこの内容を知っておくべき。ご家族がこれもって相談に来られて，ありきたりのことしか言えなかったら残念ですから。（一般看護師）
緩和ケアチーム	緩和ケアチームと，あと，近ごろ，リンクナースみたいな人がいろんな病棟に。あの人たちはいいかもしれないね。その人たちが一番この内容を理解して，ちゃんと意図どおり使ってくれると思う。この人たちに渡しておいて，トリガーになってもらう，一般の医師に対する。それが現実的だと思うね。ただ医師や看護師に渡すだけだと使われなくなっちゃう。（緩和医師）

基本的にはリーフレットと一緒に郵送なんじゃないですかね？ ただ医療者が診療に直接関わること以外に割ける時間はどうしても限られてしまうんですよね。だからよっぽどこのテーマに関心があるとか，実際に今すごく困ってるとかじゃないと，なかなか自主的に読み込むってことはしない気がするんですよ。だからリーフレットとあわせて病棟に郵送とかしても，ほとんど周知されないのが実情だと思います。かといって各自の自主性に任せずに，要はどこかで一斉に時間とって説明してってなると，その場のセッティングが大変だとは思います。自由参加にしたら参加率が下がるから，病棟から派遣されるとかじゃないとなかなかね。病棟から「行ってきなさい」って言われたら，関心もって医者も看護師も聞くと思うので，ちゃんと活用されると思いますけどね。(一般看護師)

　上記の発言にあるように，リーフレットとあわせて配布する方法には，十分に内容が周知されない危険性が，ワークショップで配布する方法には，医療者の参加を募ることに困難がともなう可能性が考えられた。実際に，予後告知に際する家族支援のためのワークショップを開催することは，実現可能性が低いものと考えられる。したがって，前述のように医療現場の事情を加味し，要点を端的にわかりやすく示すことに留意して構成に修正を加えたうえで，リーフレットとあわせて配布する，という方法が現実的であるものと考えられた。
　また，マニュアルを配布する対象として，医師をあげた者が11名，看護師をあげた者が8名，職種を問わず緩和ケアチームとした者が6名であった。
　本マニュアルは，前半部分は家族に対する予後告知の方法および基礎知識，後半部分は患者への伝え方を検討する家族を支援するための留意点というように構成されている。発言例にもあるように，基本的に予後の告知は医師からなされるものである。したがって，前半部分に関しては，対象は医師と考えられる。一方，患者や家族と接する機会が多く信頼関係が築かれやすいことから，告知前後におけるフォローにおいて看護師に期待される役割は大きい (Warnock et al., 2006; Rassin et al., 2006)。このことは予後告知における家族支援にも共通するものと考えられ，マニュアル後半部分については，対象者の指摘

にあるように，看護師も把握していることが望ましいものと考えられた。さらに，コーディネーターとしての緩和ケアチームが利用するという方法についても，半数以下ではあったが発言が得られた。第6章（研究4）の結果から，リーフレットの主な使用タイミングは治療開始前と，治療終了時であると考えられた。前者に関しては基本的に全例を対象とすることが考えられるため，一般診療科の医師および看護師が使用主体となるものと考えられる。一方後者に関しては，ニーズのある家族，またはリーフレットの使用が有効であると考えられる家族をアセスメントすることが期待されるため，この点においては，緩和ケアチームをはじめとした専門家がコーディネーターとして関与することが有用であるものと考えられた。

第3部
今後の発展に向けて

第8章　小児がん領域への発展的応用に向けて ［研究6］

8-1　小児領域特有の課題と現状

8-1-1　日本における小児がんの現状

　現在日本における小児がんの年間罹患数は，2000〜3000と推計されている（藤本・池田，2007）。ここ30年ほどで小児がんの診断や治療の技術が飛躍的に向上したことにより，患児の70％が治癒に至るようになった（Massimo & Wiley, 2005）。日本においても長期寛解あるいは治癒が急速に現実のものとなり，手術療法，放射線療法，化学療法の併用による集学的治療により，多くの患児に治癒が望めるようになり，小児がん全体では7割以上，もっとも頻度の高い急性リンパ性白血病では8〜9割の治癒が期待できるようになってきた（小澤・細谷，2008）。以前は治癒だけを目標にした治療がおこなわれていたが，昨今の医療技術の進歩や，QOLという概念の普及といった背景のもと，患児の心理社会的問題に注目が集まるようになってきた（Massimo et al., 2005）。
　一方で小児がんは，1〜14歳の死因としては，不慮の事故に次いで2位となっており，小児がんでの死亡者数は，年間で500〜600名と推定されている（人口動態統計，2012）。また，治癒困難と判断し，積極的な治療から症状緩和を中心とした医療へ転換することは，成人より困難であり，十分な支援が提供されていないことが指摘されている（小澤ら，2008）。こうした背景から，小児がんの治療過程において，治療成績が向上した現在であっても，治癒が望めない難治性小児がん患児に対する支援は，小児がん領域において，重要な位置づけを占めているものと考えられる。

8-1-2　難治性小児がん患児の家族支援

　また同時に，患児の親が経験する心理的・社会的・身体的な困難についても，

関心が高まってきている（Young et al., 2003）。小児医療において患児の親は，患児に対する重要なサポート源として認識されている（Schor, 2003）。その一方で患児の親自身もまた，身体的・心理的・社会的にさまざまな困難を経験しており，サポートの対象者でもあると指摘されている（Rabineau et al., 2008）。特に難治性小児がんについては，国外の研究によって，患児との病気に関するコミュニケーション（Kreicbergs et al., 2004），予後の告知（Mack et al., 2006），終末期における多様な意思決定（Hechler et al., 2008），患児との死別（Kreicbergs et al., 2007）など，家族が経験する課題が数多く報告されており，小児がんの治療経過において，患児の治癒が望めなくなってから死別までの期間は，急性期や慢性期と比較して，家族支援に対するニーズが高まることが報告されている（Grunfeld et al., 2004; Jo et al., 2007）。また，家族のQOLは患児（Brown et al., 1993）やそのきょうだい（Sahler et al., 1997）のQOLと関連することが指摘されているが（Brown et al., 1993），終末期における家族のQOLは，さらに死別後における遺族のQOLをも左右することが報告されている（Kurtz et al., 1997）。したがって，終末期における家族支援は，闘病中の家族，患児，および死別後の遺族にとっても重要であるといえる。

8-1-3 小児がんにおける意思決定

　患児の意思決定への参加を検討するにあたり，成人ともっとも異なる点の1つが，患児本人が認知発達の途中にあるということであろう。2歳以下では死の概念が発達していないが，2〜7歳頃になると徐々に死の概念が生まれ，7〜12歳頃には死の不可逆性を理解し，12歳を過ぎるとおおむね成人と同様の理解となるということが古くから指摘されている（Piaget, 1969）。こうした点をふまえ，10代になれば，病気や死について理解することが可能なため，意思決定に加えることが重要であるともされるが（Himelstein et al., 2004），特に思春期の患児は発達的な観点から特別な配慮を要し，また思春期の前期と後期でも大きな違いが生じることも明らかとなっている（Ritchie, 2001）。子どもの意思決定を考えるうえでは，誰が患児の意思決定能力を評価するのか決まっていないこと，意思決定能力が経時的に変化すること，疾患が意思決定能力に影響

することなどを考慮する必要があり，より困難を生じている（Evans, 1995; Speece, 1984）。そのため，患児本人を意思決定に参加させるにあたっては，心理職やチャイルド・ライフ・スペシャリストなど，子どもの認知発達に詳しい専門家とともに，患児の発達段階や年齢について検討することが重要であると指摘されている（Himelstein et al., 2006）。

また，小児がん領域の意思決定の課題として，看護師（Feudtner et al., 2007）や医師（Durall et al., 2012; Morgan et al., 2000），家族（Steele et al., 2006）に，終末期であること，また終末期に生じるさまざまな問題について話をすることに対する抵抗が見られるということもあげられている。医療者の抵抗の要因としては，病状に対する家族の受け入れが不十分であること，時間がないこと，患児の家族が治療継続を希望していること，心理社会的支援の資源が不足していること，医療者自身の知識が不足していることなどが指摘される（Davies et al., 2008）。さらに家族の不安も，子どもと終末期の問題について話すことの妨げとなっている（Dighe et al., 2008）。

こうした状況から，治療の継続，治験への参加，補完代替医療，在宅，心肺蘇生などを含む終末期の意思決定は，主に患児の親が主体となって取り組む課題となっており，家族にとって闘病期間中もっとも困難な課題の1つであることが報告されている（Hinds et al., 2005）。また決定後には，後悔や疑問を生じたり，決定内容について繰り返し考えたりすることも多いとされ，がん医療における意思決定の領域において，重要な課題として位置づけられるものと考えられる（Drew et al., 2005; Meyer et al., 2002）。また先述の認知発達の問題から，小児がんにおける意思決定支援について考えるにあたり，患児への予後を含めた告知は，家族および医療者にとって，もっとも難しくかつ重要な課題となるものといえよう。

8-1-4　小児がん患児に対する告知

近年欧米においては親の代諾は必ずしも患児の意向を反映するものとは限らないということ，また小児といえども本人の意思を尊重すべきであるということから，本人に対する病名告知が重要視されるようになっている（Clayton,

1996)。このことは米国小児科学会の生命倫理委員会が，学童期後期の子どもに関しては決定能力や法的能力に限界があることからアセント（コンセントよりも弱い意味の「同意」）を取ることを，15歳以上では病気説明に対する理解力や判断力が十分に備わっており，同意能力が認められるため，インフォームド・コンセントを取ることを推奨している（Committee on Bioethics, American Academy of Pediatrics, 1998）ことからもうかがえる。

　一方，日本においては，1970年代までは医師，両親ともに患児への病名告知には反対であり，両親への病名の伝え方が問題となっていた（江口・赤羽，1973; 宮崎ほか，1971）。1980年代になると，病名告知に対して半数以上の親が反対する一方で，理解力があれば伝えてもよいとの意見も29%見られるようになった（平井ほか，1982）。1990年代には，患者の知る権利やインフォームド・コンセントなどについての社会的関心が高まったことにともない，医療者の間において病名や予後の告知には何のメリットもない，とする意見はほとんどなくなった（金子・松下，1995）。現在では，サバイバー（治療が終了し治癒に至る）患児の増大と，それにともなう長期経過観察や自己管理の重要性からも，病名告知を含めた小児がん患児本人へのインフォームド・コンセントが徐々になされるようになってきている（田代，2008）。

　しかし，小児がん患児への病名告知やインフォームド・コンセントは，なかなか成人患者の場合のようにはなされていないのが現状であり，病名告知をはじめとする病気の説明に関する考え方については，近年になって施設間格差が拡大しているとする報告もある（松下ほか，2001）。なお，子どもへの告知に反対する理由としては，両親が反対すること（田代，2008; 稲田，2002; 松下ほか，2001; 小澤ほか，1998; 金子ほか，1995; 稲田ほか，1994; 星ほか，1993）をはじめとして，「子ども」には乳児から思春期までが含まれるため画一的に議論できないこと（塙・山田，1994; 細谷，1990），患児の年齢が低くて理解できないこと（金子ほか，1995; 稲田ほか，1994），時期を逃したこと（稲田ほか，1994），医療の契約が親との間に結ばれるという小児医療の特殊な事情のために医療の対象となるのが誰なのかはっきりしないということ（細谷，1990），医療者が告知に関する適切な教育を受けていないこと（松下ほか，2001），「同じ病気で亡くなった他の患者のことを子どもにどう話したらいいのか」という親の不安があること

(筒井, 1998), 知らせた後のフォローに不安があること (金子ほか, 1995) など
があげられる。

　病気や病状の告知に際して, 年少児に対してはイラストを用いること, ゆっ
くりと平易な言葉や比喩を用いること, 顕微鏡や CT, MRI などの画像を実際
に見せながら説明することが推奨されている (藤井ほか, 2002; 稲田, 2002; 本郷,
1997)。また1歳半頃からは検査や処置に関する具体的な説明が, 3歳頃からは
患児の理解力に合わせて病態の説明が, 5歳頃からは本当の病名を含めた病気
の説明がよいとされている (藤井ほか, 2002; 稲田, 2002; 三間屋, 2001; 藤井,
2000)。説明の時期としてはなるべく早いことが望ましいとされ, 発病時から
の説明が推奨されており (東山, 1997; 本郷, 1997), 入院時に説明を受けなかっ
た患児に対する説明の時期としては, 退院時 (恒松ほか, 1994) や中学・高校入
学時および高校卒業時 (稲田, 2002) が適しているとされる。このような工夫
をこらしながら, 医療者が患児本人に対して病気の説明をおこなうことの利点
としては, 両親と患児と医療者の信頼関係が強くなること (稲田, 2002; 藤井ほ
か, 2002; 筒井, 1998; 本郷, 1997; 東山, 1997; 藤井ほか, 1996; 佐藤, 1994; Leikin,
1981), 検査や治療への協力が得られやすくなること (藤井ほか, 2002; 筒井,
1998; 本郷, 1997; 東山, 1997; 藤井ほか, 1996; 稲田ほか, 1994; 細谷, 1989), 患児の
不安が解消されること (筒井, 1998; 佐藤, 1994; Slavin et al., 1982; Leikin, 1981),
子どもの自立を促すきっかけとなること (本郷, 1997; Leikin, 1981), 治療後の社
会生活への適応がスムーズになること (藤井ほか, 1996; Slavin et al., 1982), 親や
医療者が患児と正面から向き合えること (本郷, 1997), 両親と患児および医療
者が隠し隔てなく話し合うことができ, 疑問や悩みを共有できること (本郷,
1997), 同じような病気の子ども同士でコミュニケーションが取れ, 励まし合
えること (本郷, 1997), 子どもの考えが前向きになること (本郷, 1997), 入院
や病気がなにかしたことやしなかったことへの「仕返し」との思いを抱かなく
てすむこと (本郷, 1997), 自分が治療スケジュールのどの段階にいるかがわか
り, 外泊などの予定が立てられること (本郷, 1997), 再発後も病気の状態を正
しく理解し, 判断や治療の選択がスムーズにいくこと (本郷, 1997), 人生や生
き方について病気を度外視しないで話し合えること (本郷, 1997), 患者の自己
管理を容易にすること (佐藤, 1994) などが指摘される。患児に対する積極的

な病気の説明をおこなっている細谷（1990）は，病態説明によって不都合なことが生じたことはないと報告している。反対に告知をおこなわなかった場合の問題点としては，医療者や家族に対する不信感が高まること（戈木，1997; 佐藤，1994），患児が断片的な情報を収集し不安に陥ること（戈木，1997; 金子ほか，1995），再発や病態の悪化の際に患児と病気について率直に語ることができないこと（筒井，1998）などが指摘される。これらの知見を総合すると，子どもであっても年齢や発達段階に応じた適切な病名および病態の説明をおこなうことが必要であると考えられる。このような知見から，患児本人に対する告知が徐々に推奨されつつあるが，依然として実際の告知状況とは乖離が見られ，現在でも小児がんの領域においては，告知の中心的な対象は，患児の親となっている。

8-1-5　小児がん患児の親に対する予後告知

先述のように，小児がんの領域における患児本人への告知は現在も非常に消極的であり，特に予後告知に関しては，ほとんどおこなわれていない（Durall et al., 2012）。患児の親に対する予後告知は，予期悲嘆や死別に向けた準備を促し，積極的治療から緩和的治療への移行をはじめとするさまざまな意思決定を可能にすることなどから，遺族の悲嘆を軽減すると指摘されている（James & Johnson, 1997）。また，87％の親が患児の予後について，できるだけ詳細な情報を求めていることも報告されている（Mack et al., 2006）。一方で，予後告知がなされているにもかかわらず，6割の親が，医師から伝えられたよりも楽観的に患児の予後を捉える傾向にあることも指摘されている（Mack et al., 2007）。

また患児本人については，思春期の慢性疾患患児の場合，緩和ケアについて話をすることや（Hinds et al., 2005; McAliley et al., 2000），終末期の意思決定に参加すること（Lyon et al., 2004）を患児本人が希望している場合が多いことが報告されている。さらに，小児がん患児の遺族を対象とした調査からは，患児と死について話した場合，そのことを後悔する遺族が0％だったのに対し，話をしなかった場合にはそのことを後悔する遺族が27％にのぼることが報告された。特に，患児が自身の死が近いことを感じていただろうと推察しながらも，

本人と死について話をしなかった家族の場合に，後悔の割合が高い（47%）ということも明らかとなっている（Kreicbergs et al., 2004）。

これらの先行研究から，患児本人が自身の病状についてある程度推察できる年齢に達している場合や，本人が希望する場合には，予後を伝え，患児を含めた意思決定を支援することが重要であるものと考えられる。しかし，先述の通り，家族や医療者の懸念は強く，積極的な予後告知がおこなわれることは依然として多くないのが現状である。そこで本章では，難治性小児がん患児の遺族を対象とし，予後を含めた病状告知の現状と，意思決定を中心とした終末期の課題に対して，医療者に期待される支援について探索した調査について報告する。小児がんにおける意思決定の問題および告知の問題の位置づけを探ることで，成人領域でおこなってきたこれまでの研究および作成されたツールを，より困難な状況である小児がんの領域に応用する可能性について検討することとする。

8-2　告知および意思決定に関する支援ニーズの収集と分析

8-2-1　対象者

2010年4月1日現在における，日本神経芽腫研究グループ（106施設）および日本小児白血病リンパ腫研究グループ（166施設）のうち，重複を除いた計175施設に研究協力の依頼を送付した[注]。対象施設は，そのうち本研究の参加に同意の得られた30施設とした。

各施設において表8-1の適格基準および除外基準を満たすものを選出し，対象者とした。

上記適格基準および除外基準を満たした対象者は，147名であり，うち60名から質問紙を回収した。回答の得られたすべての対象者を分析対象とした。

[注] 本章で取り上げる研究は，平成21（2009）年度科学研究費補助金特別研究員奨励費「小児がん患者およびその家族に対する心理社会的支援システムの開発」の一環としておこなわれた。

表 8-1 対象者の選択基準

適格基準
a 患児の死亡が 2004 年 11 月〜2007 年 11 月であるもの
b 患児に主に付き添っていたもの
c 当時の担当医が確認できるもの

除外基準
a 退院時の状況から，遺族が認知症，精神障害，視覚障害などのために調査用紙に記入できないと担当医が判断したもの
b 退院時および現在の状況から，精神的に著しく不安定なために調査の施行が望ましくないと担当医が判断したもの（例：入院中・退院後にうつ病などの精神疾患に罹患していることが判明している遺族，入院中に大きなトラブルのあった遺族など）
c 日本語の理解が困難であるもの

8-2-2 手続き

調査は 2009 年 11 月から 2011 年 7 月におこなわれた。

本研究はアンケート調査であるため，明らかな遺族への不利益は生じないと考えられる。ただし，患児の終末期および死別後における対象者の体験を問う質問が含まれており，対象者に精神的葛藤や心理的苦痛を生じることが予測されるため，調査は，各施設から独立した団体がおこなっていること，回答内容は施設に個人が特定されるかたちで知らされないこと，および調査に回答するかどうかは自由であることなどを明記した趣意書を同封し，対象者に対する説明をおこなった。質問紙の返送をもって研究参加への同意を得たと見なした。なお，本研究は研究計画書を，東京大学大学院教育学研究科および，各研究参加施設の倫理委員会へ提出し，承認を得たうえで実施した。

調査に先立ち，調査で使用する質問項目を収集することを目的とし，予備調査を実施した。小児がん患児の遺族 6 名および小児がん治療に従事する医療者 13 名を対象とした，半構造化面接をおこない，家族が経験する困難および医療者に期待する支援について項目の収集をおこなった。面接調査から得られたデータについて内容分析をおこない，その結果をもとに質問紙を作成した。倫理委員会にて承認の得られた研究参加施設に，対象者人数分の調査票一式（調査依頼書，調査趣意書，質問紙，返信用封筒）を送付した。その後，研究参加では，調査票を対象者に郵送した。調査票を受け取った対象者は，自記式質問

第8章　小児がん領域への発展的応用に向けて

表8-2　調査項目

対象者および患児の基本情報
(1) 対象者の属性（年齢，性別，続柄）
(2) 患児の属性（初発時年齢，死亡時年齢，性別，死亡後年数）
(3) 病気および治療（病名，治療，再発有無，告知有無など）
(4) 家庭（家族構成，付き添い方法）
課題の困難度に関する質問
(1) 看取り前1ヶ月における困難（37項目）
(2) 看取りから退院までにおける困難（4項目）
(3) 退院から現在までにおける困難（5項目）
支援の有無および必要性に関する質問
(1) 看取り前1ヶ月における支援（27項目）
看取り前後の時期における医療者の関わりに対する評価
(1) 医療者の関わりに対する評価（1項目）

紙に回答後，同封の返信用封筒で，研究者宛てに返信した。

　質問紙の調査項目は，予備調査で得られたカテゴリーをもとに作成した（表8-2）。「課題の困難度に関する質問」については，3つの時期に区切り，計46項目を設定した。各項目に関して，どの程度「大変」あるいは「困った」「つらかった」「悩んだ」と感じたかということについて，「1. あてはまらない／経験しなかった」から「4. とてもあてはまる」までの4件法を用いて尋ねた。「支援の有無および必要性に関する質問」については，27項目を設定した。各項目に関して，患児の闘病中に実際に経験したかどうかという有無とあわせ，その必要性について，「1. 必要でない」から「5. 不可欠である」までの5件法を用いて尋ねた。

　なお，調査用紙については，小児がん遺族会の代表者に確認を依頼し，指摘に応じて修正作業をおこなったうえで，最終的に適格基準を満たす遺族に送付しても問題ないとの判断を得た。

8-2-3　分析方法

　予後告知の実態，課題の困難度に関する質問，および支援の必要性に関する質問のそれぞれについて，各項目の記述統計を集計した。「課題の困難度に関する質問」については，対象者の分布を考慮し，集計する意味のある境界とし

て,「とてもあてはまる」と回答した遺族の人数および割合を集計した。また「支援の有無」については,「経験した」と回答した遺族の人数および割合を,「支援の必要性」については,対象者の分布を考慮し,「不可欠である」または「とても必要である」と回答した遺族の人数および割合を集計した。なお,すべての解析はSPSS（ver.11.0）を用いておこなった。

8-3 データから見える小児がん領域における意思決定支援の意義

8-3-1 対象者の背景

質問紙を送付した147名のうち,60名から回答を得た。返送の得られたすべてのデータを分析対象とした。したがって,有効回答率は40.8％であった。

対象者および患児の背景情報について,表8-3にまとめた。

対象者の年齢は45±8歳で,9割が母親であった。患児は5割強が男児であり,また死別後の経過年数は4±1年であった。約6割が白血病,約2割が神経芽細胞腫などの固形腫瘍,約1割が脳腫瘍であった。8割が再発を経験しており,約3割が治療中止を医療者から提案された経験を有していた。死亡時の状況については,3割強がある程度予想された結果であったと回答した。

8-3-2 患児に対する告知の実態

患児に対する病名および予後の告知の有無について,表8-4にまとめた。

病名については約4割が患児にも伝えていたが,治らないという予後については,9割が伝えておらず,はっきりと伝えたと回答した対象者はいなかった。

この結果から,成人の場合と比較して,小児がんの場合には病名告知,予後告知ともに,患児本人になされる割合は極めて低いことが明らかとなった。2005年に小児がん専門医を対象として実施された,病名告知の実態調査においても,「常に告知している」と回答した医師は1割にとどまり（戈木ほか,2005),本研究の結果も,それを支持するものとなっている。また2008年に実施された小児がんのサバイバーを対象とした調査においては,約8割の患児に

病名告知がおこなわれていた（前田，2008）が，難治性小児がんの場合，予後だけでなく病名についても，告知される割合が少なくなることがうかがえた。

さらに「治らない」という予後については，ほぼ患児本人に伝えられていない現状が明らかとなった。第2章（研究1）の結果から，ホスピス・緩和ケア病棟を利用した成人患者においても，本人への予後告知は，約4割にとどまっていたが，小児の場合さらにその割合が少なくなることが示された。

これらのことから，小児がんの領域において，現在，予後告知の対象は基本的に患児の家族であり，告知に際する支援の対象も親となることが多いことが明らかとなった。したがって，成人の家族を対象としたこれまでの研究から得た知見について，小児がん領域に応用することには，一定の意義があるものと考えられた。ただし，患児本人への告知に関する意思決定の支援については，その割合から，予後告知よりも病名告知の場面においてニーズが生じる可能性が高いことも示唆された。

表8-3 対象者（60名）の背景

	人数	（%）
対象者の属性		
年齢（平均 ± SD） 45 ± 8		
性別		
男性	6	(10.0)
女性	54	(90.0)
患児の属性		
発病時年齢　8 ± 5		
死亡時年齢　10 ± 6		
性別		
男性	33	(55.0)
女性	27	(45.0)
死別後年数　4 ± 1		
病気および治療		
病名		
白血病	38	(63.3)
脳腫瘍	8	(13.3)
固形腫瘍	14	(23.3)
再発（あり）	48	(80.0)
治療中止の選択肢（あり）	20	(33.3)
死亡の状況		
予想された結果	21	(35.0)
予想外の急変	39	(65.0)

表8-4 患児に対する告知

	人数	（%）
病名		
はっきり伝えた	25	(41.7)
あいまいに伝えた	11	(18.3)
伝えなかった	22	(36.7)
予後		
はっきり伝えた	0	(0.0)
あいまいに伝えた	3	(5.0)
伝えなかった	55	(91.7)

8-3-3　家族が経験する困難の実態

看取り前1ヶ月間の困難の実態

患児の看取り前1ヶ月において，家族が経験した課題について，「とてもあ

てはまる」と回答した対象者の数を表8-5にまとめた。

　もっとも多くの遺族が「とてもあてはまる」と回答した課題は，「患児の病状の悪化を実感することがつらかった」ことであり，約9割の対象者が該当した。次いで，「患児の痛みやつらさを目の当たりにすることがつらかった」「患児が亡くなることを前提として物事を考えなければならないことがつらかった」「急変に対する不安や緊張があることがつらかった」「死について考えることで患児に対して罪悪感をもつことがつらかった」「患児に何をしてあげられるのかわからない気持ちになることがつらかった」「患児の前で自身の不安を隠して明るくふるまう必要があることがつらかった」「病気が遺伝や育て方，環境のせいではないかと思うことがつらかった」について，半数以上の対象者が「とてもあてはまる」と回答していた。領域としては，「入院生活」や「家族自身の気持ち」「患児との関係」に関する課題が上位を占めていた。反対に「患児への病状説明」や「在宅療養」に関する課題については，「経験しなかった／あてはまらない」と回答した対象者が多かった。

　これまで難治性小児がん患児の家族が経験する困難として注目されてきたのは，患児との病気に関するコミュニケーション（Kreicbergs et al., 2004），予後の告知（Mack et al., 2006），終末期における多様な意思決定（Hechler et al., 2008），患児との死別（Kreicbergs et al., 2007）といった課題が中心であった。しかし，本調査の結果から，治療の選択に関する意思決定に苦慮した家族は約2割，患児への病名や予後の告知に苦慮した家族は1割にとどまることが明らかとなった。一方，多くの家族に共通する課題としては先述のように，「入院生活」や「家族自身の気持ち」「患児との関係」に関するものが多いことが示された。こうした課題は療養中における日常的な課題であり，特定のイベントではないため，「終末期における課題」としては，これまであまり焦点があてられてこなかったものと考えられる。また自由記述欄に記入された以下の回答から，家族自身もこれらの困難を「課題」としては捉えていないこともあることが読み取れる。

　　大変か大変でないか？　と聞かれると間違いなく最後の入院生活は大変でした。子どもの病状を見ることも，検査結果を聞くことも，いつ亡くなる

第8章 小児がん領域への発展的応用に向けて

表8-5 看取り前1ヶ月における困難

項目	人数	（％）
患児の病状の悪化を実感することがつらかった	55	(91.7)
患児の痛みやつらさを目の当たりにすることがつらかった	51	(85.0)
患児が亡くなることを前提として物事を考えなければならないことがつらかった	43	(71.7)
急変に対する不安や緊張があることがつらかった	42	(70.0)
死について考えることで患児に対して罪悪感をもつことがつらかった	38	(63.3)
患児に何をしてあげられるのかわからない気持ちになることがつらかった	35	(58.3)
患児の前で自身の不安を隠して明るくふるまう必要があることがつらかった	33	(55.0)
病気が遺伝や育て方，環境のせいではないかと思うことがつらかった	31	(51.7)
自身の選択に対する迷いや後悔があることがつらかった	28	(46.7)
患児ときょうだいの面会が制限されることが困った	23	(38.3)
医師から「もう何もできません」と言われたことがつらかった	20	(33.3)
自身の身体的な疲労がたまることが大変だった	19	(31.7)
きょうだいと自身が関わる時間を確保できないことが大変だった	18	(30.0)
自宅の生活と看病を両立させることが大変だった	17	(28.3)
自身のつらさや不安について相談できる相手がいないことが大変だった	17	(28.3)
治療をおこなうか，また継続するかどうかを選択することに悩んだ	13	(21.7)
治療の選択について相談できる相手がいないことで困った	13	(21.7)
選択に際して必要な情報が十分に得られないことが困った	13	(21.7)
きょうだいに病気について説明することで悩んだ	11	(18.3)
患児の意向を把握できないことで困った	10	(16.7)
夫婦でゆっくり話し合う時間を確保できないことが大変だった	10	(16.7)
医師に対する信頼がゆらぐことがつらかった	10	(16.7)
「やりたいことをさせてあげよう」と医療者から提案されることがつらかった	9	(15.0)
家事や付き添いを手伝ってくれる人がいないことが困った	8	(13.3)
夫婦の間で病状の認識にずれがあることが困った	8	(13.3)
急変時に心肺蘇生をおこなうかどうかを選択することに悩んだ	7	(11.7)
患児に病名を伝えるかどうか選択することに悩んだ	7	(11.7)
医師や看護師の訪室が少なくなることがつらかった	6	(10.0)
患児に治らないことを伝えるかどうか選択することに悩んだ	6	(10.0)
患児に余命を伝えるかどうか選択することに悩んだ	6	(10.0)
病状の経過に関して医師から十分な説明が得られないことが大変だった	5	(8.3)
退院して自宅で療養するかどうかを選択することに悩んだ	4	(6.7)
夫婦の間で選択に対する意向が異なることが大変だった	2	(3.3)
医療者のいない環境ですごすことが大変だった	2	(3.3)
患児に対して医療行為をする必要があることが大変だった	2	(3.3)
宗教や民間療法の勧誘があることに困った	1	(1.7)
患児との間で選択に対する意向が異なることで悩んだ	0	(0.0)

かわからない状況で毎日過ごすことも……。でも一番つらいのは娘なので，当時は「大変」とは思っていなかったように思います。（40代，母親）

　これらの課題は特定のタイミングにのみ支援を要する課題ではなく，病状の悪化にともなって継続的に支援を提供することが必要となるものであると考えられる。中でも，「患児が亡くなることを前提として物事を考えなければならないことがつらかった」や「死について考えることで患児に対して罪悪感をもつことがつらかった」「患児に何をしてあげられるのかわからない気持ちになることがつらかった」といった家族自身の認識については，これまでほとんど指摘されていない。医療者は家族がこうした認識をもっている可能性が高いということを念頭におきながら，日常の診療にあたることが重要であろう。

　一方「患児への病状説明」や「意思決定」「在宅療養」に関する課題については，「とてもあてはまる」と回答した対象者は半数を下回り，「患児への病状説明」や「在宅療養」については「経験しなかった／あてはまらない」と回答した遺族が多かった。このことから，患児への予後告知および病状説明は，おこなわれることが少ないだけでなく，苦慮することも少ないものと考えられた。したがって，第6章（研究4）で作成した家族用意思決定支援リーフレットは，小児がんの領域においては需要が少なく，小児がん患児家族支援の中において，優先順位は高くないものといえよう。ただし，これらの課題は，先述の日常的な困難と比較すると困難を抱えている家族は少ないが，家族の抑うつや悲嘆とも関連することが指摘されているため（Mack et al., 2006; Hechler et al., 2008），それぞれの家族の状況を十分にアセスメントすることが必要になるものと考えられる。

看取り後の困難の実態

　患児の看取り後，病院を出るまでの時間において，家族が経験した課題について，「とてもあてはまる」と回答した対象者の数を表8-6にまとめた。もっとも多くの遺族が「とてもあてはまる」と回答した課題は，「自身の気持ちがついていかなかったことがつらかった」ことであり，約4割の対象者が該当した。

第8章　小児がん領域への発展的応用に向けて

表8-6　看取りから退院までの困難

項目	人数	(％)
自身の気持ちがついていかなかったことがつらかった	23	(38.3)
家族が看取りに間に合わなかったことに困った	8	(13.3)
医師や看護師が淡々と対応していたことがつらかった	6	(10.0)
事務手続きの仕方がわからなかったことが大変だった	0	(0.0)

表8-7　退院から現在までの困難

項目	人数	(％)
すぐに葬儀の準備をしなければならないことがつらかった	37	(61.7)
誕生日などの記念日につらさが増すことが大変だった	37	(61.7)
自身の選択に対する迷いや後悔があることがつらかった	30	(50.0)
自身のつらさについて相談できる相手がいないことが大変だった	15	(25.0)
医師や看護師との関わりがなくなることがつらかった	4	(6.7)

　また退院後，現在までにおいて，家族が経験した課題について，「とてもあてはまる」と回答した対象者の数を表8-7にまとめた。もっとも多くの遺族が「とてもあてはまる」と回答した課題は，「すぐに葬儀の準備をしなければならないことがつらかった」こと，「誕生日などの記念日につらさが増すことが大変だった」ことであり，約6割の対象者が該当した。また「自身の選択に対する迷いや後悔があることがつらかった」ことについても，半数の対象者が「とてもあてはまる」と回答した。

　患児の看取り後については，家族の悲嘆について研究がおこなわれているが(Kreicbergs et al., 2007)，具体的な課題については，ほとんど扱われていなかった。本研究の結果から，看取り直後よりも，中長期的な課題のほうが，多くの家族に共通して経験される可能性が高いことが明らかとなり，継続的な支援の必要性があるものと考えられた。また自由記述において以下のような回答が得られ，死別後の後悔を軽減するという目的においても，予後を含めた十分な病状の説明と理解の確認が，終末期における重要な課題となることがうかがえた。

　最後の最後，ほんとうに厳しくなってから，もう一度移植をしたことに対して，いまだに後悔を感じます。娘の病状について説明は受けていたはず

ですが，当時はどうしてもきちんと理解できていなかったように思います。厳しい見通しを伝えることは先生にとっても言いにくいことなのだろうとは思いますが，亡くなるまでの見通しは治療の選択などすべてに関わるので，何度でも，はっきりと伝えてほしいと思います。また，伝えるだけではなく，親が実際どのように理解しているか，確認を怠らないことも大切だと思います。このことが，今一番つらいです。(50代，母親)

8-3-4　医療者に期待される支援の実態

実際に医療者から提供されている支援の実態

　看取り前後における医療者からの支援について，「経験した」と回答した対象者の数を表8-8にまとめた。もっとも多くの遺族が「経験した」と回答した課題は，「毎日訪室し，声をかけること」であり，約8割の対象者が該当した。次いで，「治療について選択する際に医療者が助言すること」については半数が，「選択肢のデメリットについて十分に説明すること」「病状や見通しについて繰り返し説明すること」「医療者が最期まであきらめない姿勢を見せること」「最悪の場合について十分に説明すること」については，4割以上の対象者が「経験した」と回答していた。一方，「状態のよいときから心理士などが関わること」「必要に応じて精神科などの紹介があること」「経験者の話を聞く機会を提供すること」「医療者が家族間の意見の調整をすること」「説明の場に精神科医，心理士などが同席すること」については，「経験した」と回答した対象者は1割未満であった。

　小児科領域においては，身体的・心理的・社会的にさまざまな困難を経験している患児の家族は，患児と同様に重要なサポートの対象者であることが指摘されてきた (Rabineau et al., 2008)。しかし，本調査の結果から，依然として家族には十分な支援が提供されていない実態が明らかとなり，今後改善が求められると考えられた。

　また，第3章（研究2）より，遺族の評価と関連することが明らかとなった要因に類似する医療者の態度のうち，「病状や見通しについて繰り返し説明すること（第3章「心の準備にあわせて少しずつ説明してくれた」）」については

第8章 小児がん領域への発展的応用に向けて

表8-8 家族が経験した医療者からの支援

項目	人数	(%)
毎日訪室し，声をかけること	47	(78.3)
治療について選択する際に医療者が助言すること	30	(50.0)
選択肢のデメリットについて十分に説明すること	29	(48.3)
病状や見通しについて繰り返し説明すること	29	(48.3)
医療者が最期まであきらめない姿勢を見せること	28	(46.7)
最悪の場合について十分に説明すること	25	(41.7)
親が看病から離れられる場所や時間を確保すること	23	(38.3)
家族内のコミュニケーションを促すこと	22	(36.7)
病状に関する家族の認識や理解を確認すること	21	(35.0)
患児にしてあげられることをアドバイスすること	20	(33.3)
看取り後も患児を知るスタッフの関わりがあること	20	(33.3)
患児がきょうだいと関われる時間を確保できるよう医療者が配慮すること	19	(31.7)
医師が最新の情報を提供すること	19	(31.7)
葬儀や通夜へ参列すること	18	(30.0)
家族内で理解が統一できるよう努めること	17	(28.3)
親のつらさや不安を聞く時間をとること	16	(26.7)
患者会を紹介すること	16	(26.7)
在宅療養ができるように環境を整えること	10	(16.7)
家族の選択について「それでいい」と伝えること	9	(15.0)
医療者からきょうだいに病状を説明すること	8	(13.3)
家族用のわかりやすいパンフレットを渡すこと	8	(13.3)
主治医がセカンドオピニオンをすすめること	7	(11.7)
状態のよいときから心理士などが関わること	5	(8.3)
必要に応じて精神科などの紹介があること	4	(6.7)
経験者の話を聞く機会を提供すること	3	(5.0)
医療者が家族間の意見の調整をすること	3	(5.0)
説明の場に精神科医，心理士などが同席すること	2	(3.3)

48％（第3章60％），「患児にしてあげられることをアドバイスすること（同「「何もできない」と言わないこと」）」については47％（同71％），「医師が最新の情報を提供すること（同「最新の治療についてよく知っていた」）」については32％（同58％），「親のつらさや不安を聞く時間をとること（同「つらさをわかろうとする誠意が感じられた」）」については27％（同64％）の対象者が「経験した」と回答していた。第3章（研究2）とまったく同じ質問項目ではないものの，いずれの項目についても成人の場合と比較して達成率が低く，改善の余地が十分にあるものと考えられた。

医療者に期待されている支援の実態

　看取り前後における医療者からの支援について,「不可欠である」または「とても必要である」と回答した対象者の数を表8-9にまとめた。もっとも多くの遺族が「不可欠である／とても必要である」と回答した課題は,「毎日訪室し,声をかけること」であり,9割の対象者が該当した。次いで,「医師が最新の情報を提供すること」「選択肢のデメリットについて十分に説明すること」「医療者が最期まであきらめない姿勢を見せること」「患児がきょうだいと関われる時間を確保できるよう医療者が配慮すること」「最悪の場合について十分に説明すること」「病状に関する家族の認識や理解を確認すること」「病状や見通しについて繰り返し説明すること」については7割以上が,「治療について選択する際に医療者が助言すること」「患児にしてあげられることをアドバイスすること」「家族内で理解が統一できるよう努めること」「親が看病から離れられる場所や時間を確保すること」「親のつらさや不安を聞く時間をとること」「在宅療養ができるように環境を整えること」「状態のよいときから心理士などが関わること」「家族内のコミュニケーションを促すこと」については,半数以上の対象者が「不可欠である／とても必要である」と回答していた。一方,「患者会を紹介すること」「葬儀や通夜へ参列すること」「医療者が家族間の意見の調整をすること」については,「不可欠である／とても必要である」と回答した対象者は2割未満であった。領域としては,「治療や療養に関する意思決定」や「病状説明」に関する支援が上位を占めていた。

　医療者に家族が期待する支援として,「治療や療養に関する意思決定」や「病状説明」に関わるものが上位を占めることが明らかとなった。先述の通り,「意思決定」に関する課題の困難度の評価は決して高くなく,「とてもあてはまる」と回答した対象者は約2割である。それにもかかわらず医療者からの支援に対するニーズが高いことは注目に値する。また意思決定に関する支援として,具体的に,厳しい病状について詳細に,かつ繰り返し説明をすることが望まれていることが明らかとなった。終末期における多様な意思決定は,患者の予後をどのように聞き,どのように理解するか,ということに影響されることが指摘されている (Weissman, 2004; Llobera et al., 2000)。以上のことから,小児がんの領域においても,家族に対する予後の告知は不可欠な課題であることが示唆

第8章 小児がん領域への発展的応用に向けて

表8-9 遺族が医療者に期待する支援

項目	人数	(％)
毎日訪室し，声をかけること	54	(90.0)
医師が最新の情報を提供すること	48	(80.0)
選択肢のデメリットについて十分に説明すること	48	(80.0)
医療者が最期まであきらめない姿勢を見せること	47	(78.3)
患児がきょうだいと関われる時間を確保できるよう医療者が配慮すること	44	(73.3)
最悪の場合について十分に説明すること	44	(73.3)
病状に関する家族の認識や理解を確認すること	43	(71.7)
病状や見通しについて繰り返し説明すること	42	(70.0)
治療について選択する際に医療者が助言すること	41	(68.3)
患児にしてあげられることをアドバイスすること	38	(63.3)
家族内で理解が統一できるよう努めること	35	(58.3)
親が看病から離れられる場所や時間を確保すること	34	(56.7)
親のつらさや不安を聞く時間をとること	34	(56.7)
在宅療養ができるように環境を整えること	33	(55.0)
状態の良いときから心理士などが関わること	30	(50.0)
家族内のコミュニケーションを促すこと	30	(50.0)
家族の選択について「それでいい」と伝えること	24	(40.0)
看取り後も患児を知るスタッフの関わりがあること	23	(38.3)
医療者からきょうだいに病状を説明すること	18	(30.0)
主治医がセカンドオピニオンをすすめること	17	(28.3)
家族用のわかりやすいパンフレットを渡すこと	17	(28.3)
経験者の話を聞く機会を提供すること	15	(25.0)
説明の場に精神科医，心理士などが同席すること	15	(25.0)
必要に応じて精神科などの紹介があること	14	(23.3)
患者会を紹介すること	11	(18.3)
葬儀や通夜へ参列すること	9	(15.0)
医療者が家族間の意見の調整をすること	8	(13.3)

された。ただし，患児本人に対する告知に関しての支援ニーズはなく，あくまで家族への告知について，その後の療養生活に関して納得のいく意思決定をおこなうことを可能にするような，説明の実施が求められているものと考えられる。この点は成人の領域と異なる部分であるといえよう。

したがって，これまで成人領域においておこなってきた予後告知に関する研究を小児領域に応用することを検討する場合，主に第3章（研究2）で扱った予後告知方法の改善，第4章（研究3）から得られた告知後の適切な家族支援方法，また第7章（研究5）で作成した医療者用マニュアルの部分を発展させることが有用であるものと考えられた。病状説明の方法については，成人患者

の家族を対象とした研究においては検討されなかった,「最悪の場合について十分に説明すること」「病状に関する家族の認識や理解を確認すること」といった項目も,期待する支援として上位にあげられており,今後詳細な検討をおこなうことが必要であると考えられた。

なお,難治性小児がん患児の家族がおこなう意思決定について特に支援が期待されるのは,8-1-2でも述べたように,決定当時だけでなく死別後の困難とも関連することが一因である可能性が考えられた。前掲の自由記述の回答,また,闘病中に意思決定が困難な課題として経験されることが多くないことを考慮すると,厳しい病状の説明や意思決定支援に対する高い需要は,患児を看取った後の遺族の体験から生じている評価である可能性もある。したがって,闘病中の家族にとっては,こうした支援は受け入れがたいものになる場合もあると考えられ,看取り前の家族に対する調査をおこなうことが必要であるといえよう。

第9章　がん医療における意思決定支援のあり方

9-1　一連の研究から得られた示唆

9-1-1　予後告知に際する家族への意思決定支援体制の提言

　以上で紹介してきたように，一連の研究において，がん患者の予後告知に際する家族の意思決定支援のあり方を，意思決定の前後にわたる包括的な視点から検討してきた。以下，それらの研究から得られた示唆をまとめる。

　まず第1部では，経験者としての遺族を対象とした実証的研究をおこなうことで，これまで探索されてこなかった，日本のがん患者家族に対する予後告知の実態や，予後告知に際する家族の課題について，基礎的資料を得た。

　第2章（研究1）では，がん患者の遺族を対象として面接調査をおこない，患者および家族に対する予後告知の実態および，予後告知に対する遺族の評価について探索した。その結果，日本において予後告知の対象の中心は家族であることが確認されるとともに，家族・患者双方について，予後を伝えた場合にも伝えなかった場合にも，遺族から肯定的な評価と否定的な評価が得られることが明らかとなった。この研究から示されたように，正解が必ずしも1つに定まらないという不確実性は，医療における意思決定の最大の特徴でもある。患者や家族の意思決定を支援する際には，そのことを十分に理解したうえで，選択をすること自体だけではなく，意思決定の過程を含めて介入することの必要性が改めて示されたといえよう。したがって予後告知に関しては，①家族に対する告知方法の改善，②家族が患者への伝え方を検討する際の意思決定支援，③告知後の家族・患者双方への支援，という3点に焦点化することが有効であると考えられた。

　次に，第3章（研究2）では，第2章（研究1）から得られた1点目の焦点について資料を得るために，予後告知の方法と遺族の評価との関連を検討した。その結果，①十分な情報量で，②希望を失ったとは感じられず，③将来への備

えに役立ったと感じられ，④「何もできない」と言われることがなく，⑤患者の意思が尊重されると伝えられることが，遺族の高い評価と関連することが明らかとなった。このように，家族に対する予後告知にあたっては，「どのような用語で予後を説明するか」「どのようなツールを使うか」といった手段について検討することよりも，「どのような態度で接するか」「予後とあわせてどのような補足説明をおこなうか」といった医師の姿勢が重要となることが示唆された。こうした告知に際する医師の態度に関しては，現時点では明確な指針が打ち出されておらず，今後研究2の知見をもとに，家族に対する予後告知方法について広く普及啓発をおこなうことが必要であると考えられた。

　さらに第4章（研究3）では，第2章（研究1）で得られた2点目および3点目の焦点について資料を得るために，家族および患者に対する予後告知が，家族に与える影響について，それぞれ個別に探索した。その結果，家族に対する予後告知は，①家族に心理的な苦痛をもたらし，②家族の希望を失わせるものであると同時に，来るべき死別に向けて，③心理的・物理的な準備をしたり，④死別までの時間をできる限り有意義に過ごせるよう取り組んだりすることを可能にする役割をもつものであることが明らかとなった。また患者に対する予後告知は，家族に，①患者に心理的苦痛を与えたという否定的な心情をもたらす一方で，②患者と一緒に死別に備えたり，③意思決定をおこなったりすることを可能にするものでもあることが示された。患者および家族に対する予後告知が，家族にもたらす影響について明らかとなったことで，告知がおこなわれた場合，おこなわれなかった場合それぞれについて，想定される問題を念頭におき，適切な支援を提供することが可能になるものと考えられた。さらに患者に対する予後の伝え方を検討する際に，各選択肢にともなう影響について情報提供することで，家族の十分な検討と納得のいく意思決定につなげることが可能になると考えられた。

　続いて第2部では，第1部で得られた基礎的資料をもとに，限られた資源の中で効率的に家族支援を提供する手段として，家族支援ツールを開発し，その評価をおこなった。まず第6章（研究4）では，第2章（研究1）および第4章（研究3）の結果をもとに，患者に対する予後の伝え方を検討する家族を対象とした，意思決定支援リーフレットを開発した。患者に対して予後を伝える

こと，あるいは伝えないことがもたらすメリット，デメリットの双方について情報提供することで，意思決定に際する十分な検討を支援することを，リーフレットの目的とした．医療者および遺族を対象に実施した面接調査の結果，作成したリーフレットは，治療早期の段階で，医師が家族に，説明をしながら手渡しすることが有用であることが明らかとなった．

さらに，第7章（研究5）では，第2章（研究1），第3章（研究2）および第4章（研究3）の結果をもとに，家族に対して予後告知をおこなう医療者のためのマニュアルを作成した．家族の視点から見た望ましい予後告知の方法について紹介するとともに，意思決定支援，また告知後に状況に応じた適切な支援を提供できるよう情報提供することを，マニュアルの目的とした．医療者を対象に実施した面接調査の結果，作成したマニュアルは，リーフレットとともに，医師および看護師に，要点を簡潔にまとめて配布することが有用であるものと考えられた．なお，いずれの研究においても，心理職または緩和ケアチームの関与についても複数の対象者から言及された．現在，身体疾患の医療に関わる心理職の数は決して多くなく，そのことが支援提供の中心に心理職が入らない大きな理由となっているものと考えられる．したがって，今後，心理職の活動機会が増えるにつれ，こうしたツールを活用する主体としても，心理職に期待される役割は拡大していくものと考えられる．家族支援を提供するにあたって，医療現場におけるマンパワーの不足を考慮すると，医療者や心理職をはじめとするコメディカルスタッフによる直接的な介入プログラムは汎用性に欠け，普及に限界がある．また，研究成果を論文化するのみでは，臨床現場への還元は難しい．こうした現状をふまえ，本書の研究では，家族用のリーフレットおよび医療者用のマニュアルという2種類のツールを作成することで，家族支援の一助とすることとした．経験者としての遺族の視点から得られた知見について，臨床で活用できるかたちでまとめたことには，一定の意義があるものと考えられる．また，作成した各ツールについて，家族，医療者双方の視点から収集した意見を反映させることで，支援の受け手のニーズにそいながら，提供側の現状においても無理のない，現実的な支援につながるものと考えられた．

最後に第3部の第8章（研究6）では，第1部および第2部から得られた成果を発展させる1つの方向性として，小児がん領域に応用する方向性を探るた

め，難治性小児がん患児の家族が看取り前後に経験する困難と，医療者に期待する支援について探索した。その結果，患児の看取りが近くなると，家族は患児の病状悪化を体感することで日常的に困難を経験することになるとともに，医療者に対しては，十分な病状の説明や理解の促進，それを介した意思決定支援が求められることが明らかとなった。一方で患児に対する病名や病状，予後の告知について困難を抱える家族は少なく，小児領域において予後告知を扱う際には，家族に対する伝え方の改善が中心になるものと考えられた。また，成人領域において遺族の評価と関連することが示された医師の態度については，成人の場合と比較して達成されている割合がさらに低く，今後改善の余地が十分にあることがうかがえた。以上の結果から今後，第3章（研究2）で得られた告知方法の改善，第4章（研究3）から得られた告知後の適切な家族支援方法，また第7章（研究5）で作成した医療者用マニュアルを基礎とし，小児がんの特徴にあわせてこれらの知見を修正，発展させることが有意義であると考えられた。

　こうした告知の問題において，医師や家族の困難が大きく，また家族の担う役割が特に重要になるのが小児の領域である。また，子どもの知る権利について議論が進む一方で，患児への告知や，患児との予後や死についてのコミュニケーションについては，ほとんど研究がなされておらず，医療者，家族ともに手探りで対応している現状がある。小児医療の現場は成人のがん医療の現場と比較しても圧倒的にマンパワーが不足しており，支援課題の優先順位を明確に提示し，効率のよい支援体制を整備することが不可欠である。第8章（研究6）の結果から，家族が医療者に期待する支援の上位に，予後告知を含むコミュニケーションや意思決定の支援が位置づけられていることが明らかとなったことで，成人領域における研究で得られた知見を，小児領域に発展的に応用することの意義を実証的に示すことができ，今後の展望につながる示唆が得られたといえよう。小児がんは成人のがんと比較して圧倒的に症例数が少なく，大規模な調査の実施は難しい。そこで，成人の領域で得られた知見との比較から，共通点および相違点を明らかにすることで，類似する部分について成人の領域で得られたエビデンスを応用することは有効な手法であるものと考えられる。予後告知についても，患児本人への告知がほぼおこなわれないという相違点は

あるものの、家族に対する予後告知が重要な課題であることについては成人と同様であることが示された。こうした点が、今後本書にまとめた研究の知見を活用する1つの道筋として、有用であると考えられる。

　以上、日本においてがん患者の家族支援は無視できない重要な課題であり、中でも家族・医療者双方にとって困難をともなうと指摘される予後の告知に焦点をあて、実態を調査したことは、支援体制確立の基盤としての役割を果たすものであるといえる。がん患者の家族に対する予後告知は、家族・医療者双方にとって大きな負担をともない、また終末期におけるさまざまな意思決定の根底ともなることから、重要な支援課題である。しかし、これまでその実態や、告知にともなう課題については、ほとんど研究されてこなかった。予後告知に際する家族支援の指針を検討するにあたって、予後告知にともなう家族の体験について複数の側面から実証的に明らかにしたことには、意義があったと考えられる。遺族を対象とした調査は、回想による回答になる点などさまざまな限界点を有するが、看取り前の終末期患者の家族を対象として調査をおこなうことは、倫理的な観点からも困難である。遺族を対象とすることで、対象者数を十分に確保できる、といった利点があり、限界としてあげられる点を考慮してもなお、意義のある知見が得られたものと考えられる。

9-1-2　意思決定支援における心理職への期待

　9-1-1で論じた、予後告知に際する家族への意思決定支援には、心理職の専門性が活かされる場面が数多く含まれる。本項では、一連の研究から得られた知見をふまえ、心理職に期待される関わりと、必要となるスキルについて述べることとする。

　まず告知方法の改善についてであるが、本書で紹介した研究から、望ましい予後告知のためには医師の態度が重要であることが明らかとなった。心理職が直接患者や家族に告知をする場面は基本的にはない。しかし、医師の態度の改善に関して、心理職がコミュニケーションスキルトレーニングというかたちで積極的に介入をおこなうことが有効である可能性が考えられる。実際に、がんの病名告知に際する医師のコミュニケーションスキルトレーニングには、多く

の心理職が講師やファシリテーターとして携わっている。今後より難易度の高いコミュニケーション場面として，予後告知の状況についても同様のトレーニングを拡大していくことが期待され，その一端を，コミュニケーションの専門家としての心理職が担うことは，非常に有意義であると考える。また，患者や家族に対して直接予後告知をおこなうのは基本的に医師であるが，昨今，告知の場面に心理職が同席することも少なくない。したがって，第3章（研究2）の結果から得られた告知の指針について，医師だけでなく看護師や心理職を含めたチームのスタッフ全員が熟知していることは，患者家族にとって有益となるだろう。こうした体制を整えることにより，患者への予後告知に関する意思決定という課題に，よりよい心理状態で向き合うことが可能になるものと考える。

　また，患者に対して予後をどのように伝えるか検討する際の，意思決定そのものについても，心理職の介入が期待される。予後告知の方針は，患者と家族の関係性やコミュニケーションスタイル，それぞれの価値観といった，主観的な要因に強く影響を受ける。また多くの家族にとって，初めての体験であり，意思決定後の見通しをもつことも難しい。したがって，十分な情報の提供とともに，時間をかけた検討が必要となる。医師をはじめとする医療者は，治療や日常のケアに忙殺され，必ずしも十分な時間を意思決定支援に費やすことができるわけではない。そこで，患者家族の認知の特性や価値観などをアセスメントしながら，意思決定の過程を支えることは，心理職の専門性が発揮される場面となりうるだろう。目の前の感情や心理的苦痛に圧倒されがちな家族に対して，中長期的なメリットやデメリットを説明し，納得感が得られるように援助する際には，支持的精神療法や認知療法といった技法も役立つものと考えられる。ただし，その際，患者の病状やその後の見通しに関する医学的知識を有していることは不可欠である。患者の医学的な状況を理解するための最低限の知識の他，他職種やカルテから情報を収集し共有するスキル，不足している医学的な情報をアセスメントし必要に応じて医師や看護師に患者家族への再度の説明を依頼するコンサルテーションスキルなどが，意思決定を支援する際には求められることとなる。

　さらに，選択後のフォローについても，心理職の担うべき役割は大きい。患

者に対する予後告知は，その有無にかかわらず，ある程度のデメリットをともなうことが明らかとなった。したがって，意思決定に対する直接的な支援のみをおこなうのではなく，選択後まで含めた継続的な支援が必要となる。第4章（研究3）の結果からは，患者に予後を伝えた場合には，患者および家族双方の心理的苦痛の軽減が重要であることが示唆された。また伝えなかった場合には，患者とのコミュニケーションの妨げを最小限にし，後に続く意思決定にともなう負担を軽減することが重要であることが示された。

患者が未成年である場合には，意思決定や告知を含めたコミュニケーションに際し，患児本人の認知発達的なアセスメントが不可欠となる。また，患児の年齢や理解力に応じた説明の仕方を考慮することも必要となる。その意味において，発達心理学の知識を有する心理職には，専門的な立場からの助言が求められるといえる。さらに，家族には成人患者の場合よりも大きな負担が強いられる場合も少なくないため，継続的な心理的支援が重要となるだろう。このことは，第8章（研究6）において，早期からの心理職の介入を期待する回答が，半数の遺族から得られたことからも見て取れる。

以上のように，包括的な意思決定支援を考えた際，心理職の専門性が活かされる場面は多い。がん医療における心理職の貢献の一形態として，今後さらなる発展と普及が期待されるといえよう。

9-2 がん医療における意思決定支援への本書の貢献

欧米では，患者の「知る権利」という観点から，患者本人に対する告知が広くおこなわれている。日本においても近年，患者本人に対して病名や病状，予後などを伝えることを推奨する機運が高まっている（金子ほか，1995）。その一方，病名や早期における病状とは異なり，終末期における予後については，「知りたくない」とする患者も少なくない（Fujimori et al., 2007; Leydon et al., 2000; Fried et al., 2003）。しかし，これまでその理由について検討がおこなわれることなく，実証的データが不十分なままに，本人への告知の推進がおこなわれてきた。本書では，患者の家族を対象に，家族自身および患者に対する予後告知について，その実態や評価を明らかにした。その結果，家族への予後告知

はほぼ全例におこなわれる一方，患者への予後告知は実施されないことも多く，賛否も分かれることが明らかになった。こうした実情をふまえ，家族に対する予後告知については，避けられないものとしてコミュニケーションの改善に努めるとともに，患者への予後告知については，慎重な意思決定や選択と，選択結果に応じたフォロー体制の提供が望まれるものと考えられた。このように患者本人に対しても予後を「伝えるべき」とする風潮に対し，実証的なデータをもとに一石を投じる結果が得られたことは，第4章（研究3）における重要な知見の1つであるといえる。第4章（研究3）はあくまで家族の視点からの評価であるが，患者への告知に家族が深く関わる日本において（Gabbay et al., 2005），家族の意向は非常に重要な観点であると考えられる。第4章（研究3）を足がかりに，今後患者を対象とした調査をおこない，最終的には双方の視点からの知見を複合的に検討することが必要であるだろう。

そのうえで研究4，5では，支援ツールの開発という方法を通し，必要最低限の支援の担保を目指した。家族への告知や，患者への告知方針の選択という，多くの人に共通する体験について，現在は医師個人の単位で，あるいは施設単位で，経験則に基づいた関わりが提供されている。そのため，個人間，施設間の支援の質の差が大きい。そうした中，心理職による直接的な介入ではなく，汎用性の高いリーフレットの開発をおこなったことは，家族支援の普及と均質化に一定の貢献が見込まれるものと考える。リーフレットの活用だけでは，個別の家族に十分に対応することは困難であるが，家族に対する予後告知の方法に関する提言と，意思決定に際する情報の提供，決定後の支援の留意点，という3つの要点について，多くの施設で均質な支援が提供されるようになることが期待される。また，家族用のリーフレット，医療者用のマニュアルという2つのツールを作成することにより，予後告知の前後にわたる包括的な支援体系の一助とすることが可能になった。これまで病名告知や病状告知に関する患者家族支援では，主に告知方法そのものの改善に焦点があてられてきた（Butow et al., 2002; Hagerty et al., 2005b）。しかし，本書の第1部で得られた知見から，予後告知に関しては，告知そのもののみならず，患者への告知に際する意思決定もまた家族にとって負担をともなう課題であることが明らかとなった。また，いわゆる悪い知らせの告知の後には，否認や抑うつなどをともなう反応が生じ

第9章　がん医療における意思決定支援のあり方　　149

ることが知られている（Kübler-Ross et al., 1972）。しかし，第2章（研究1）の結果から，告知の有無にかかわらず，メリットとデメリットの双方があり，いずれの場合にも適切な支援が必要であること，およびその具体的な内容が明らかとなった。これらの結果から，これまでの研究で扱われてきた告知方法の改善のみでは，予後告知にともなう家族支援としては不十分であると考えられた。第6章（研究4）および第7章（研究5）で扱った2つのツールは，こうした新しい側面をも網羅するものである。したがって，これらのツールは，医療コミュニケーションに関わる支援体制の構築という視点から，病名，病状告知などにも応用可能なものであると考えられ，新しい支援のモデルとなりうる。以上の意味において本書は，医療コミュニケーション分野にも重要な貢献をもたらすといえよう。

　このように医療コミュニケーションという枠組みで一連の研究を見ると，第3部で小児領域への応用について検討したことには，重要な意義がある。小児医療におけるコミュニケーションの特徴として，患児本人に言語理解の問題があること（Barnes et al., 2002; Kreicbergs, et al., 2004），医療契約が保護者との間で結ばれること，そのために医療コミュニケーションの相手が不明確であること（細谷，1990）などがあげられる。したがって，成人の場合以上に，家族の存在が重要となり，問題が複雑化する。さらに，そのことにともない，医療者の負担も大きくなる。中でも予後の告知は，治療方針や療養場所などさまざまな重大な意思決定とも直結する内容であり，小児医療における複雑な状況下，どのように家族の負担を軽減し，よりよい支援を提供するか，ということは不可欠な検討課題である。しかし，小児医療分野における研究には，対象者の少なさという課題がともなう。日本においては，成人のがんによる死亡数が年間約30万名（厚生労働省，2009）であるのに対し，小児がんによる死亡数は年間約500名（厚生労働省，2012）であるという実情があり，そのため，実証的な研究や，その結果をふまえた支援体制の整備が難しいという現状がある。本研究では，こうした小児医療分野での研究や体制整備のための1つのアプローチとして，成人領域における知見の応用という取り組み方を検討した。その結果，成人領域においては支援対象となる患者本人への告知については，家族にとっては課題として認識されていない（ほとんどおこなわれていない）ことが明ら

かとなる一方，家族への告知は医療者からの支援が特に必要な領域であることが明らかとなった。したがって，成人領域での研究から得られた知見の中で，小児領域への発展的応用が可能，かつ必要である要点が示されたと考えられる。本書では小児への応用については導入の段階にとどまり，実際に知見の活用を目指すのは今後の課題となる。しかし，小児医療分野の研究におけるアプローチの仕方を提示できたことは，今後の発展につながるものと考える。

9-3　研究と実践の今後の発展に向けて

　一連の研究の今後の発展の1つとして，成人領域における家族支援ツールの改良および有用性の検討があげられる。本書で紹介した一連の研究における重要な成果の1つが，成人がん患者の家族支援を目的としたツールの開発であった。遺族を対象とした実証的な研究をおこない，その結果をふまえたツールを開発することで，理論や主張ではなく，エビデンスに基づいたツールの開発が可能となった。また第6章（研究4）の結果から，作成したリーフレットは，治療早期の段階で，医師が家族に，説明をしながら手渡しすることが有用であることが，第7章（研究5）の結果から医療者用マニュアルは，リーフレットとともに，医師および看護師に，要点を簡潔にまとめて配布することが有用であることが明らかとなった。ここで，上記の評価は医療者および遺族から得たものであり，また評価のためにおこなった研究の対象者数も少ない。そこで今後，臨床現場における実用と，有用性調査をおこなうことが不可欠となる。第6章（研究4）および第7章（研究5）の結果を反映し，各ツールを修正したうえで，それぞれの研究から有効と示された方法で臨床現場に試験的に導入する。一定期間の試用の後，実際にツールを使用した医療者，および家族を対象とした面接調査をおこない，ツールに対する有用性および改善点について評価を得，その結果に基づきさらに改訂を加えることで，実用版のツールを完成させることが可能になると考える。

　また，患者の視点からの知見の収集も重要である。研究の限界として，先述したように，本書で取り上げた研究は，いずれもがん患者の遺族を対象として実施したものであった。患者の終末期における予後告知に関する家族支援につ

いては，これまでいっさいの指針が呈示されておらず，研究もほとんどおこなわれてこなかった。そのため，経験者としての遺族の視点から，家族の体験やニーズを明らかにし，支援ツールを開発したことには一定の意義があるといえよう。しかし，身体疾患の医療現場では，常に患者を中心としたケアがおこなわれる。告知の問題をめぐっても，患者の知る権利について長年議論が重ねられてきた。現在，予後告知については家族にのみおこなわれる場合が多いということが第2章（研究1）の結果から示されたが，今後患者本人に対する告知がより積極的になされるようになる可能性は高い。特に，本書で開発した家族用リーフレットは，患者への予後の伝え方を家族が検討する際の意思決定支援を目的としたものであるが，ここで患者の視点からのメリットおよびデメリットが反映されていないことは重大な限界点である。終末期にある患者を対象とした調査は倫理的観点からも，実行可能性の観点からも非常に困難である。しかし，少数であっても患者を対象とした調査をおこない，本書で得られた結果を補完するかたちで反映させることで，より有用な支援につなげることができるものと考えられる。

　また第8章（研究6）の結果から，今後の発展の可能性として，小児領域への知見の応用があげられることが示された。研究の結果から，小児がんの領域において，患児本人に対する予後告知に関する意思決定については，現時点では家族・医療者ともに支援の必要性を認識しておらず，優先課題とはならないものと考えられた。一方，家族への予後告知とそれにともなう多様な意思決定支援は，多くの家族が共通して医療者に支援を期待する分野であることが明らかとなった。したがって今後，第2章（研究1）から第7章（研究5）で得られた結果のうち，主に第3章（研究2）で得られた告知方法の改善，第4章（研究3）から得られた告知後の適切な家族支援方法，また第7章（研究5）で作成した医療者用マニュアル，という3点を基盤として応用することが有効である，という発展の方向性が示された。今後，小児がん患児の遺族を対象とし，第3章（研究2）と同様に予後告知の方法と家族の評価の関連を検討する調査および，第4章（研究3）と同様に予後告知の有無がもたらす家族の体験について明らかにする調査をおこなう予定である。ここで，いずれの調査においても，対象者数が限られることが予想される。そのため，白紙の状態で調査を実

施するのではなく，第3章（研究2）および第4章（研究3）の結果を参照枠として用い，成人領域で得られた知見との相違点および共通点を具体的に明らかにしていくことが有効であると考えられる。それらの結果をふまえ，最終的に第7章（研究5）で作成した医療者用のマニュアルを，小児医療に従事する医療者用に改変することが有用であると考えられる。また，小児がん患児本人への病名告知の割合は，成人患者本人への予後告知の割合とほぼ同等であり，患児に病名を伝えることを選択する家族に対する意思決定の支援，という場面においても，今後の応用を検討する意義が十分にあるものと考えられる。

　以上のように，がん医療におけるコミュニケーションおよび意思決定の領域において，あるいは他の疾患における意思決定において，今後の発展が期待される。また，本書の一連の研究は，心理学やその近接領域において，基礎的な研究を臨床現場への還元につなげる方法の例示ともなっている。心理学研究の成果還元として，主なものに学術誌や学術集会での発表があるが，近年，そうした専門家を対象とした還元のみならず，他の専門職や，当事者をはじめとした非専門家に対する還元を求める声が高まりを見せている。特に臨床と密接に関係する臨床心理学の分野においては，こうしたニーズに応えることは不可欠であるといえよう。本書で紹介した一連の研究では，基礎的なアンケート調査およびインタビュー調査を体系的に重ね，その結果をツールという形式でまとめ，臨床現場での応用に向けた有用性の調査をおこなう，という最終目標に至った。今後，同領域における多様な課題に関して，同様の手順により，エビデンスに基づいた臨床的支援の提言が積み重ねられることが期待される。

あとがき

　サイコオンコロジーという「がんと心」の領域に携わり始めて，早8年になろうとしています。この8年，「がん」「家族」「コミュニケーション」そして「意思決定」をキーワードとして，研究を重ねてきました。その1つの区切りとして，今回このようなかたちでまとめる機会を与えていただけましたことを，幸いに思います。

　がん医療における意思決定が問題となるとき，何を選択するのが望ましいか，ということを考えると「ケースバイケース」という答えがよく聞かれます。実際に必ずしもよい選択肢，というものは存在しない課題が多く，このことが，がん医療における意思決定を非常に難しいものとしています。実態を表すには「ケースバイケース」という表現はある意味的確ではありますが，支援を考える立場になったとき，その一言で済ませるわけにはいきません。特に患者さんが亡くなってしまうとき，最良の選択はない，ということもよく聞かれます。そうした状況の中で，少しでも患者や家族の後悔を軽減し，納得感を高めるためには，どのような過程で選択をおこなうことが役に立つのか。がん医療における意思決定支援は，常にそうした視点から考えられています。もっとも厳しくつらい状況における，予後告知に関する意思決定を扱った本書が，他の場面におけるがん患者さんおよびご家族への支援，他の病気の患者さんの支援に，少しでもお役に立てばと思います。

　本書ができあがるまでに，700名を超えるご遺族にご協力をいただきました。こうした調査研究は，ご協力くださったご遺族のみなさまに，直接何かをお返しできるものではありません。しかし，今後大切な方をがんで亡くされる多くのご家族に，その貴重なお力添えをお返ししていくことが，研究者としての務めと考えています。本書を通して，ご協力くださったご遺族のみなさまの，貴

重なご経験とお気持ちが，これからのご家族や患者さんに届くことを，願ってやみません。

　なお，付録として収録した家族用リーフレットおよび医療者用マニュアルについては，平成20（2008）年度厚生労働省科学研究費補助金・がん臨床研究事業「成人がん患者と小児がん患者の家族に対する望ましい心理社会的支援のあり方に関する研究」の成果の一部です。

　また，本書の出版にあたっては，日本学術振興会研究成果公開促進費（学術図書・2013年度）の助成を受けました。

　2014年1月

吉田沙蘭

付　録

家族用リーフレット
医療者用マニュアル

伝えることも選択
伝えないことも選択

医師から伝えられた予後
患者本人に伝えますか？
それとも伝えませんか？

先輩達の体験談をもとにした「積極的な選択」のてびき

余命を本人に伝えるかどうか、十分な検討をして、納得した選択をしましょう

がんが転移して悪化した、治療に効果がなかった、いよいよがんが治らない、そして予後が限られているとわかったとき・・・

余命の告知を含む、患者の病状に関する内容は、医師が患者に直接伝えることが原則です。しかし予後が限られていることをご家族が事前に知らされた場合、患者本人に余命を伝えるかどうか、多くのご家族が悩まれます。気持ちが動揺した中で広い視野を持って十分な検討をするのはとても難しいことです。

この冊子には患者に余命を伝えるか伝えないかを決める経験をされたご家族にお話を伺い、その体験談をもとに伝えた時、伝えなかった時のメリット、デメリットが集約されています。

この冊子が、広い視野を持って、十分に検討し、患者さんとご家族にとって最善の選択をする手助けになることを願っています。

> とにかく今は気が動揺していて、患者に余命を伝えるか考える余裕がない・・・

> まずはこの冊子を読み、そして医師や看護師と相談しましょう。またご家族が医療者と共に十分に考えた結果、医療者の判断にゆだねることもひとつの方法です。

余命の告知を考えるうえで、まずはこれから起こりうる経過を把握することが大切です

がんが治らないとわかったとき、余命を患者本人に伝えるか伝えないか、また伝えるとしたら、どのタイミングで伝えるのか、そしてその後どう患者と接して行くかを、短・中・長期的な視野を持って考えましょう。

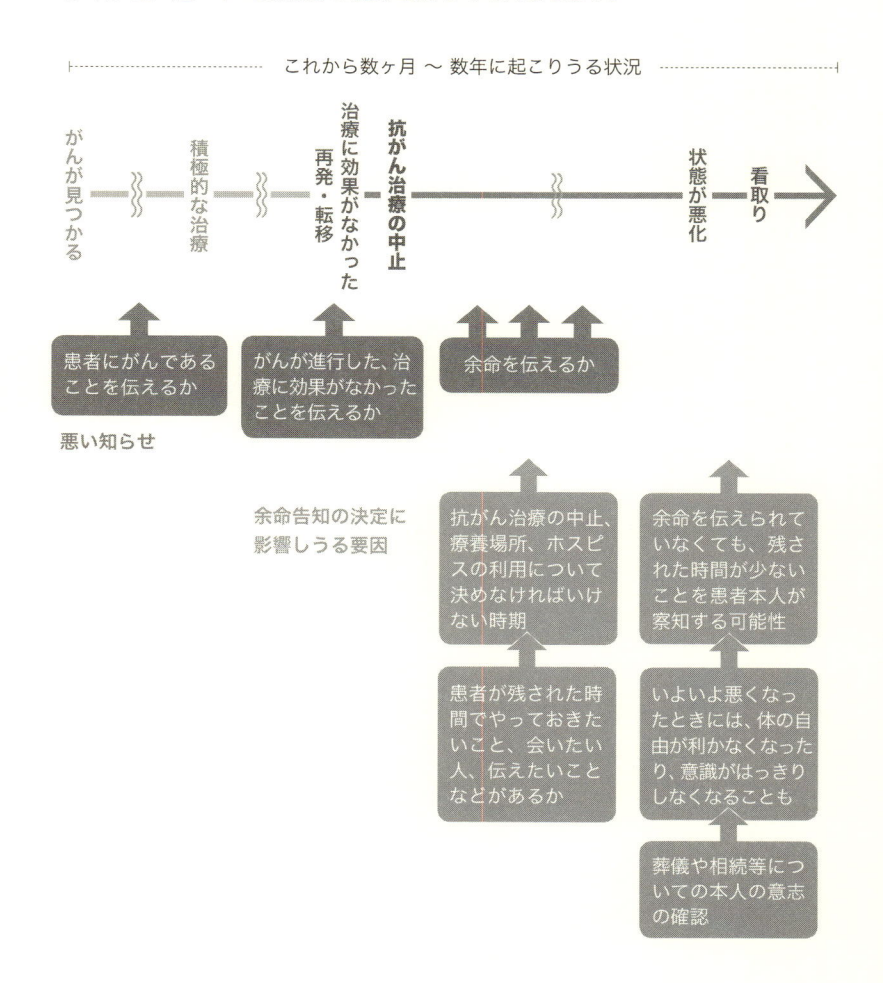

これから数ヶ月 〜 数年に起こりうる状況

がんが見つかる → 積極的な治療 → 再発・転移 治療に効果がなかった → 抗がん治療の中止 → 状態が悪化 → 看取り

悪い知らせ
- 患者にがんであることを伝えるか
- がんが進行した、治療に効果がなかったことを伝えるか
- 余命を伝えるか

余命告知の決定に影響しうる要因
- 抗がん治療の中止、療養場所、ホスピスの利用について決めなければいけない時期
- 患者が残された時間でやっておきたいこと、会いたい人、伝えたいことなどがあるか
- 余命を伝えられていなくても、残された時間が少ないことを患者本人が察知する可能性
- いよいよ悪くなったときには、体の自由が利かなくなったり、意識がはっきりしなくなることも
- 葬儀や相続等についての本人の意志の確認

家族用リーフレット

すべての選択肢を把握してから
余命告知の有無について考えましょう

医療者からご家族に予後が限られているかを伝えられた際、ご家族は患者本人に 1. 余命を伝える、2. 曖昧なままにする、3. 意図的に伝えず、がんが治ると伝える、という3つのどれかの対応をされます。

余命を伝える	曖昧なままにして伝えない	意図的に伝えず治ると言う
余命を患者に伝える。必ずしも余命何ヶ月という数字を知らせる必要はなく、残された時間が限られていることを知らせる	予後が限られているかどうか、がんが治るかどうかという話題には敢えて触れずに、聞かれるまで待つ、もしくは誰もわからないと言っておく	がんが治ると伝える

> 患者を励ますことに必死で余命を伝えるという選択肢すら思いつかなかった。

> 他の選択肢があることを後々まで思いつかなかった、という方も。ひとりで抱え込まずに医療者や身近な人と話し合って広い視野ですべての選択肢を把握した上で検討しましょう。

患者と十分にコミュニケーションを取り患者の思いを正確に汲み取りましょう

「患者の意思」を正確に把握しましょう
「患者の意思」とご家族が思っていることは、本当に患者の意思を反映しているかどうか考えましょう。また患者の意思も時間の経過と共に変わっていくかもしれません。コミュニケーションを十分に取り、患者の希望を汲み取ってあげましょう。

患者が予後を察知しているかによって、余命告知の決定を再検討しましょう
患者に予後を隠して一生懸命励まし、看取りを終えた後に遺書が見つかった、ということも。病状が悪くなると患者が予後を限られていることを察知しているにも関わらず、せっかく励ましてくれている家族に逆に遠慮してしまい、残りの時間でやりたいことを言い出せないこともあります。予後を伝えないと決めた後でも患者の状態に応じて、再検討しましょう。

> 患者がかわいそうだからがんが治らないことは伝えない方がいい

> 家族が患者に気を遣って予後が限られていることを隠していても、実は先行きが見えないことに対する不安やストレスを感じているかもしれません。

余命についての基本的な知識

Q. 医師は何を根拠に余命を予測するのですか
A. 経験的、客観的な根拠にもとづいて算出しています

余命の算出には PaP スコア (Palliative Prognostic Score) という方法が多く用いられています。PaP スコアとは ①担当医師の経験上の予測 ②どのくらい介護などを必要としているかなど患者本人の生活における身体的な自立度 ③食欲不振、呼吸困難などの症状 ④白血球数、リンパ球（%）などを得点化し余命を予測する方法です。

Q. 余命は当たりますか
A. 余命は絶対的なものではなく当たらないこともしばしばあります

PaP スコアは客観的な余命の算出方法です。しかし病状や患者の体力などには個人差があり、経験のある医師でも正確な余命を予測するのは非常に困難でるため、当たらないこともしばしばあります。余命と言われる数値は「○○までには確実に亡くなる」ではなく「○○頃に亡くなる人が一番多い」という目安としてとらえましょう。

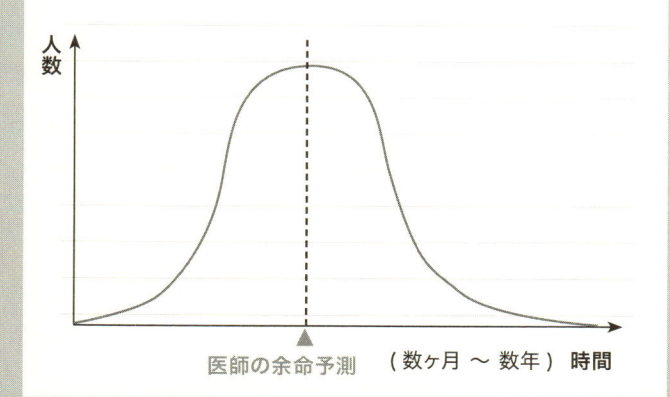

余命を伝えた家族の体験談

よかった点（メリット）

メリット　患者の希望に添って、意思決定をおこなえた

体験談

余命っていうものがあって、体が動くうちに旅行がしたいとか、自宅に帰りたいとか、本人の希望を医師と協力して叶えてあげられたのがよかったですね。もういよいよ苦しくなったときはどうするとか、私は在宅がいいと思ってたけど本人はホスピスを希望したからじゃあそうしようとか、変えていきましたし。(60代女性、配偶者)

メリット　患者が心理的・物理的に死に備えられた

体験談

父は会社の整理とかも率直に話して。誰かに何かを伝えておきたいとか。葬儀はどうするとか、この曲を流してほしいとかもね。ちゃんと準備して亡くなることができたのは、本人にもよかったと。
(50代女性、子ども)

メリット　隠し隔てのないコミュニケーションにより患者と思いを共有できた

体験談

本人にごまかしながら治療を続けるとか、そういうことがなかったのはよかったと思いますね。死にちゃんと向き合おうねというようなことを、懇々と話していました。そこを隠してると、どうしてもどんどん距離が離れちゃう。つらいときもつらいねって、一緒に泣いたりもできたから。家族みんなで知ってたのは本人にとっても心強かったかなって。今までだってあんまり家族の中で嘘をついてきたことはなかったですから。(30代女性、子ども)

つらかった点(デメリット)

デメリット　患者に伝えること自体がつらかった

体験談

本人はうすうすは治らんと思ってるけども、どのくらいなのか知らんでしょう。そこで伝えるっていうのは、やっぱり最終通告みたいな感じだったんで。こちらの側もつらいですよね、それは。(60代男性、配偶者)

デメリット　患者が動揺した

体験談

直後に、夫がかなり落ち込みました。それまでずっと冷静沈着だった人が、そのとき初めて涙を見せて、かなりショックを受けていました。それ以来一切、薬を受け付けなくなって。食欲が出る薬とか、解熱剤とか、痛み止めとか。患者って希望をなくすと、もうガタガタといきますよね。(70代女性、配偶者)

デメリット　予後を知った患者の側にいることがつらかった

体験談

誰にも恨み言を言わなかったから、逆につらかったですね。泣きわめいたりせずに、落ち着いていて。そんな姉の側にいるのは、つらかったです。(60代女性、きょうだい)

曖昧なままにして、伝えなかった家族の体験談

よかった点（メリット）

メリット　伝えること自体のつらさを感じずにいられた

体験談

言ったらもっとつらいね。この子がわかってるっていうことがわかること自身がつらいじゃないですか？私にはだから言えなかったですね。(60代女性、親)

メリット　予後のことを過度に意識せずに過ごすことができた

体験談

そういうふうに半年っていわれても、もっと長いかもしれないし、それをあえて本人に言うことも、まあ思い浮かばなかったですね。本人が聞きたいと言うのであれば、伝えてもいいかなとは思いましたけど、特にどうしようと考えることなく。実際どれぐらいなのか、っていうことは、考えてもわからないものだと思うので。(40代女性、子ども)

メリット　患者と自然な関係のままでいられた

体験談

言ってしまうと、面倒見られる側と、面倒を見ている側になってしまうと思ったから。言わないことで、父と娘、そのまま一緒の気持ちでいられたのかな。(40代女性、子ども)

つらかった点（デメリット）

デメリット さまざまな意思決定に際して、患者と相談できないことが負担だった

体験談

一緒に今後のことを考えて決断することはできなかったわけですよ。だから私が主導で決めちゃったわけですよね。ホスピスに入ることも、私が考えて私が決めて、私が実行したわけですよね。彼女の意思は一切入っていないんです。それでよかったのかな？一緒に考えた方がよかったかな？それは今でも疑問に思っているところですよね。(60代女性、きょうだい)

デメリット 患者のやりたいことを把握するのが難しかった

体験談

母の希望を会話の中から聞き出そうとしていたんですけど、母は死ぬって思ってないので地元に帰るとかそれぐらいのことしか。もしそれが母は余命のことを知っていれば、何かこれがしたかったっていうのがあったのかな、って気もしますね。
(40代女性、子ども)

デメリット 患者が死に備えることができなかった

体験談

女房は自分の命があと少しなんて、全然思わないで逝っちゃった。今思うと、やり残したこととか、言い残したこととか、いっぱいあったかもしれないって。私の側も、聞いておけば良かったなって思うことは無数にありますよ。(60代男性、配偶者)

意図的に伝えなかった（治ると言っていた）家族の体験談

よかった点（メリット）

メリット　患者が最後まで希望をもって過ごせた

体験談

伝えていたら、あれだけ明るく、まわりの人と和やかに楽しく暮らせていたかな？と思うんです。自分の最期のことを考えたら、毎日そんなふうにはね。知らないからこそ、いい時間が過ごせた部分もあるのかなと思いますね。(60代女性、きょうだい)

メリット　前向きに過ごしている患者を励ますことが自身の支えになった

体験談

お見舞いに行っては励ましてましたね。家族でがんばろうって言えるほうが私たちとしても励みになったっていうのはありました。(60代女性、配偶者)

メリット　前向きな見通しを伝えることで、実際に予後が延長されたと思う

体験談

言ったらあきらめちゃうもの。きっとダメージ受けて、免疫力低下して。半年って言われていたところ4年生きた、延命したっていうことは、言わないで前向きに過ごしてたからだって今でも思ってるし、よかったかなと思います。(60代女性、配偶者)

つらかった点（デメリット）

デメリット：余命に関する患者からの質問への対応に困ったことが負担だった

体験談

「先生にあとどれぐらいって言われてるの？」って聞かれたんですね。それがつらかったですね。どう答えたものかと思って、何も言えなかったんです。(60代女性、きょうだい)

デメリット：患者の前で明るく振る舞わなければならないことが負担だった

体験談

母は元気になっていこうって意欲的だったので、こちらはダメだとわかっているのに励まし続けないといけなくて。病院にいるときは明るく振る舞って、それが大変でしたね。そのぶん行き帰りの道中や家に帰ってからはつらかったですね。
(40代女性、子ども)

デメリット：患者と思いを伝え合うことが難しかった

体験談

昨日の続きで明日もあるというかんじでいたのがね、心残りです。「ありがとう」の言葉も、「わがままばっかり通して申し訳なかった」っていうお詫びの言葉も全然ね、言いそびれた。「なんか言っときたいことはないの？」って聞くのに不自然さが心にあったから、死に臨んでの自分の思い、家族の思いをお互いに交わすっていうことはなかったですね。(60代男性、配偶者)

余命を伝えるかどうか決めた後の対応が大切です

熟考のすえ、余命を伝えるか伝えないか決めた後、どのような点に気をつけどう患者と関わって行けば良いか考えましょう。

余命を伝えると決めた場合

1.
患者本人に伝わるまで、先に知っている人から患者に予定外に伝わることがないように、患者にいつ伝わるかを周知しましょう

もし患者が、医師からご家族に診断について話しがあったと知っている場合、何を話したのか質問されることがあります。その際の対応を考えておきましょう。予後が限られていることを伝えると決めたことを病棟スタッフや見舞客、家族のメンバーから周知する際、患者にいつ伝えるのかも周知し、それまでに予定外に伝わることのないようにしましょう。

2.
伝え方に十分配慮するよう、医師と協力しましょう

【伝える内容と情報量】

予後が限られていると伝えることは、必ずしも「余命何ヶ月」という数字を伝えることではありません。余命は経験のある医療者でも予測するのが難しく、当たらない可能性もあります。正確な数字を伝えなくても、ご家族、患者、医療者が見通しを共有することで、意識のずれを緩和することができます。しかしながら、予後を伝えた際に患者が余命の数値を質問する可能性に備え医師と話し合い、対応を考えておく必要があります。また伝えると決めたからといって、手元にある情報をすべて伝えるのは配慮に欠けることも。患者は「そこまですべて知りたくない」と思っているかもしれません。何をどのくらい伝えるかも医師と話し合いましょう。

家族用リーフレット

【伝える環境】

伝える場所は患者が感情を表しても大丈夫な場所か、プライバシーの保たれ落ち着いて話しが聞ける場所か検討しましょう。誰が伝えるか、そして誰が立ち会うことが望ましいか考えましょう。医療者が配慮するように家族も積極的に働きかけましょう。

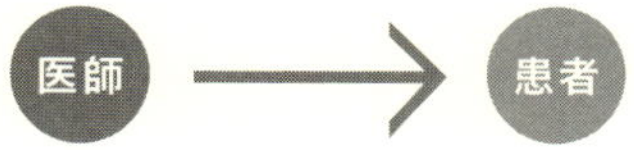

- 患者が信頼できる医師がマンツーマンで患者に直接伝える
- 医師が、看護師と家族の立ち会いのもと、患者に伝える 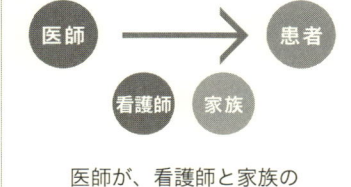
- 家族が、医師と看護師の立ち会いのもと、患者に伝える 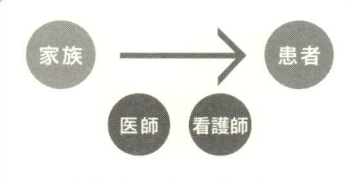
- 家族が、患者に家で伝え後に医師による詳しい説明を受ける 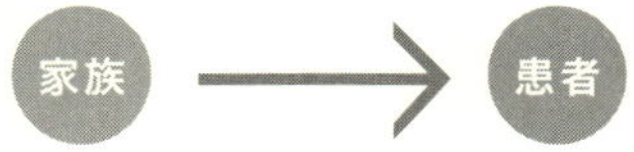

> 頭が真っ白になってその後、医師が何を言ったが全く憶えていない。

> 患者にとって、予後が限られていることを知ることは大変な衝撃であるため、予後を知った後の医師の説明を憶えてないことも。医師から患者に伝える際には家族が同席し、面接時、面接後に患者の理解を確認、補助することが望ましいでしょう。

3.
伝えた後の患者の心の動きに注意しましょう。必要なら医療者に相談を

余命を伝えられた時、患者は非常に大きなショックを受けるかもしれないことを予測しましょう。患者の動揺は自然なことと理解し、話しを聞き、思いを共有しましょう。患者の反応はそれぞれですが、以下は余命を告知された患者の反応の例です。

否認や絶望感を感じる時期
数日ー1週間
ショックを受け、頭が真っ白になる自分自身に起こっていることではないように感じる。告知された内容を信じようとしないで、一時的に否認する「やはりそうだったか」という絶望感を感じる。

苦悩・不安を感じる時期
1〜2週間
苦悩、不安、抑うつ、不眠、食欲低下、集中力の低下などの症状が交互に何度もやってくる。不安が強く集中力が低下しているために、同じことを繰り返し尋ねてくることも。

適応の時期
2週間以後1ヶ月〜3ヶ月
自分の予後が限られていることに向き合い、新しい事態に順応するようになる。またそう努める。

4.
医療者と協力して患者の希望や願いを最大限に叶える努力をしましょう

患者と十分にコミュニケーションを取り、抗がん治療の中止や、在宅療養、ホスピスの利用について一緒に検討しましょう。患者のやりたいことを十分に話し合い、実現方法に関しては医療者にも相談しましょう。

> 患者が告知後1ヶ月以上を経過しても、落ち込んだままで眠れず、食欲もあまりない

> 非常にまれなケースですが、予後を知りあまりのショックに自殺を試みるひとも。患者の落ち込みが激しい場合は「予後を知ってしまったんだからしょうがない」と放っておかずに、医師や看護師、心理士に迷わず相談してください。

予後を曖昧なままにして、または意図的に伝えないと決めた場合

1.
決定を周知し対応を統一しましょう

予後が限られていることが病棟のスタッフや見舞客などから患者に予定外に伝わることがないように、患者と接する機会がある人に、患者が何を知っていて、何を知らないのかを周知しておきましょう。

2.
患者から質問された際の対応方法を事前に検討しておきましょう

患者が不安に思い、余命について質問することがあります。そのような状況に備えて、答えを用意しておく必要があります。

3.
患者の意思や希望を聞き出せるよう、コミュニケーションを取りましょう

患者の予後が限られているということを知らない場合、患者の希望が聞き出しにくくなります。親類や医療者、友人などの身近な人と協力し、患者と話す場をなるべく多く持つなど、普段の会話からさりげなく患者の意思を汲み取る努力をしましょう。

4. 必要に応じて再検討の機会を設けましょう

患者が何度も質問してくる、先行きがわからないことでストレスを感じている、誰も何も教えてくれないことに孤独を感じている、など告知しないことがかえって患者に辛い思いをさせている場合、またがんが進行するにつれて、良くならないことを患者が明らかに察知している場合など、状況に応じて予後を知らせるかどうか、再検討しましょう。

5. 家族自身にかかる負担について話したり、気持ちを出したりできる場所を確保しましょう

患者の予後が限られているということは家族にとってもつらいことです。またそれを隠しながら、患者のそばに付き添い励まし続けることを負担に感じるときもあるかもしれません。ご家族のみなさんがお互いに感情を吐き出せる場を設けましょう。またつらいと感じたら、医師や看護師、心理士、ソーシャルワーカー、家族会で相談しましょう。

6. 予後は伝えなくても、今までの感謝の気持ちを述べることはできます

患者の予後が限られていることを伝えないと決めたからといって、ご家族が患者に伝えたいことを何も言えないわけではありません。解いておきたい誤解、謝りたいこと、今までの感謝の気持ち・・・伝えられることはたくさんあるはずです。たとえ予後が限られていることを話さないとしても、患者とできるだけ素直に接しましょう。

先にある行事を目標にして、患者と一緒に過ごす時間を大切にしましょう

本冊子がご家族にとって、患者に予後を伝えるかどうかを検討するきっかけとなったことを願っています。簡単に答えは出ないかもしれません。ご家族や医療者と相談して、最善の選択をされることを願っています。

大切なことは、予後が限られているからといって、何もできないわけではない、ということです。家族の誕生日、街のお祭りなどこの数週間先にある目標を楽しみにし、できることに目を向けて前向きに過ごしてください。人は千差万別です、医療者から伝えられた余命よりもっと長く生きる方はたくさんいらっしゃいます。また私たちの命はみな、限られていて、その限られた時間をできるだけ幸せに愛されて生きたいと願っています。それが長くないと推測されても、患者が最後まで精一杯生きるために手助けをしてあげてください。患者と一緒に過ごす時間を大切にし、そして家族であるあなたにとっても、納得のいく過ごし方であることが大切です。

ご相談されたい場合は以下にご連絡ください

がん患者さんのご家族への予後告知の手引き

○はじめに

　積極的抗がん治療の効果が期待されず、治癒の見込みが低くなってきたとき、その予後を患者さんあるいはそのご家族にお伝えすることは、患者さんやご家族に大きな負担となります。また、医療者にとっても、苦慮することの多い課題であることが指摘されています。

　これまで、がん患者さんのご遺族を対象としておこなってきた、予後告知に関する研究の結果から、予後告知に際する家族支援に役立てていただくためのリーフレットとマニュアルを作成しました。日々の診療の中で、お役立ていただけましたらさいわいです。

　添付のリーフレットは、患者さんへの予後の伝え方を検討されるご家族にお渡しするための、意思決定支援リーフレットです。日本では患者さんへの予後告知の方針決定に、ご家族が関わることが多いことが明らかとなっており、ご家族にとって後悔の少ない選択をサポートするための情報提供を目的としています。本マニュアルには、ご家族自身への告知にあたって重要となるポイントおよび、リーフレットのご利用にあたっての参考情報をまとめてあります。ご一読いただけますよう、よろしくお願いいたします。

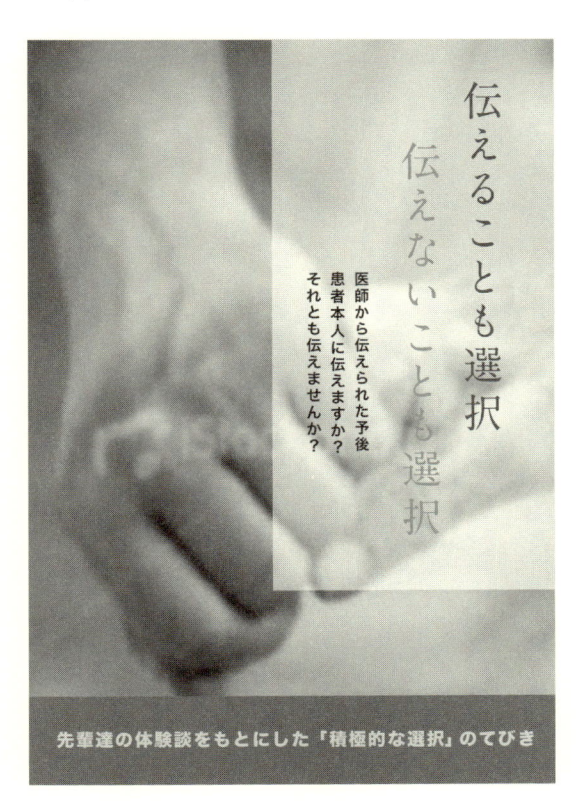

伝えることも選択
伝えないことも選択

医師から伝えられた予後
患者本人に伝えますか？
それとも伝えませんか？

先輩達の体験談をもとにした『積極的な選択』のてびき

〇予後告知の基礎知識

医師はどのように余命の予測をしているのか？

右図は、大腸がんのステージと生存率の関係をグラフに表したものです。たとえばステージ IV の場合、100 人の同じ状態の方がいるとすると、3 年後には 25 人が生存で 75 人が亡くなられているということを示します。ここからもわかるように医師が伝える「予後」は「集団の平均値」であって、同じ「ステージ」の方でも、1 年後に亡くなる方がいる一方で、10 年生きられる方もいることを意味します。つまり、生命予後の図を見るときは、「平均」:と「その人」に当てはまるかどうかを分けて考えることが大切です

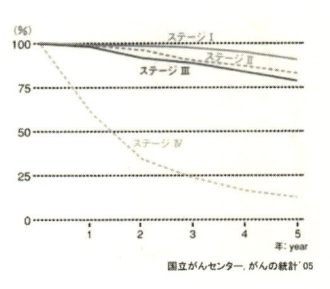

国立がんセンター. がんの統計'05

医師の予測は当たるのか？

右図は「医師が伝えた予後」、「予測した予後」、「実際の予後」を表したグラフです。医師の予測と実際の予後に関しては、メタ分析もおこなわれており[1]、医師は一般的に、実際よりも楽観的に予後を予測し、伝える傾向があることが明らかとなっています。したがって、予後予測の際には、このことを念頭におき、予測式を参考にして総合的に判断することが重要となります。

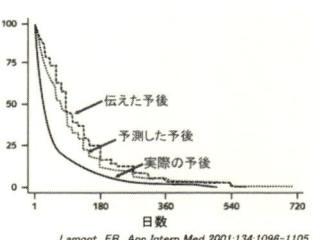

Lamont EB Ann Intern Med 2001;134:1096-1105

医師はどういう兆候があると「せっぱつまっている」と考えるのか？

予後を予測する客観的なツールが開発されています[2,3,4]。右表は、予後予測と関連するとされる要因をまとめたものです。これらの兆候が現れた場合、かなり看取りが近いと予測することができます。

PS	10-20（自分のことができず入院が必要、精力的な治療が必要）
食欲不振	著明に減少（数口以下）
呼吸困難	あり（安静時）
意識の低下	傾眠または昏睡
せん妄	あり（原因が薬物単独、臓器障害に伴わないものは除く）
浮腫	あり

---

[1] Glare P, et al. BMJ 2003;327:195-8
[2] Anderson F, et al. J Palliat Care 1996; 12: 5-11
[3] Maltoni M, et al. J Pain Symptom Manage 1999;17:240-7
[4] Morita T, et al. Support Care Cancer 1999;7:128-33

〇がん患者の家族に対する予後告知

　患者の予後が長くないと見込まれるようになったとき、その事実を患者本人や家族に伝えることは、医師にとっても、患者家族にとっても負担の大きな作業となります。予後を伝える際には、「希望を支えながら将来に備える」ことを可能にするような説明をおこなうことが望ましいとされていますが、その具体的な方法について、明確な指針は打ち出されていません。

　がん患者の遺族を対象におこなった研究において、予後告知に対する遺族の評価と関連する複数の要因が明らかとなりました(図)。(Yoshida, et al. JPSM 2010; in press)

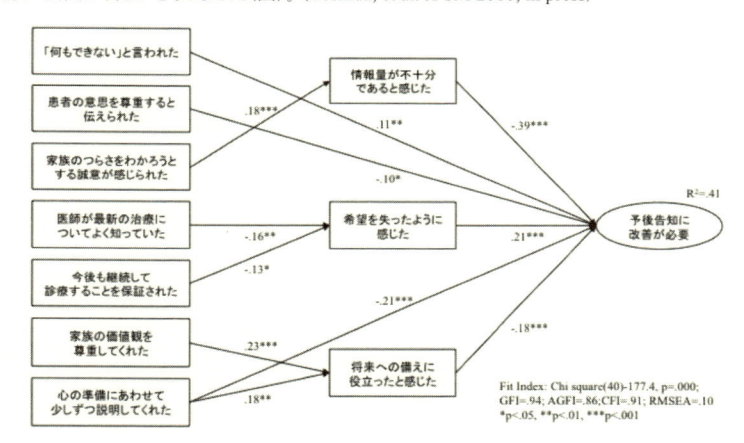

[図: 予後告知に関する構造方程式モデル。「何もできない」と言われた、患者の意思を尊重すると伝えられた、家族のつらさをわかろうとする誠意が感じられた、医師が最新の治療についてよく知っていた、今後も継続して診療することを保証された、家族の価値観を尊重してくれた、心の準備にあわせて少しずつ説明してくれた、の各要因から「情報量が不十分であると感じた」「希望を失ったように感じた」「将来への備えに役立ったと感じた」を経て「予後告知に改善が必要」($R^2=.41$)へのパス図。Fit Index: Chi square(40)=177.4, p=.000; GFI=.94; AGFI=.86; CFI=.91; RMSEA=.10; *p<.05, **p<.01, ***p<.001]

上記の結果から、遺族の評価を高めるために以下 5 点が重要と考えられます。
1. 家族の意向にあわせて十分な量の情報を伝えること
2. 最新の治療に熟知し継続診療を保証することで家族の希望を支えること
3. 家族の心理状態や価値観にあわせて少しずつ情報を提供することで看取りに向けた準備を促すこと
4. 看取りまでにできることを伝えること
5. 患者の意思を尊重すると伝えること

　この結果は遺族を対象としたものですが、患者本人に予後を伝える際にも、同様の点がポイントとなる可能性は高いと考えられます。厳しい予後を伝えるということは、治療方針や療養場所の選択といったさまざまな意思決定、仕事の引き継ぎや相続といった手続き、やりたいことや会いたい人といった希望の実現など、いろいろなことと直接的に関係します。ここで、単に数値を伝えるだけでなく、その予後をふまえてどうするか、医療者としてどのようなサポートができるか、ということを話し合ったり伝えたりすることまで含めて、予後の説明として捉えておくことが必要でしょう。

○予後告知の実態

患者に対する予後告知

- 何も伝えなかった
- 治ると伝えた
- 数値を伝えた
- 治らないことを伝えた

3%　25%　12%　60%

決定者
家族：55%
医師：11%

評価
肯定：50%
否定：29%

決定者
家族：9%
医師：68%

評価
肯定：27%
否定：32%

家族に対する予後告知

- 何も伝えなかった
- 治ると伝えた
- 数値を伝えた
- 治らないことを伝えた

2%　23%　75%

決定者
家族：0%
医師：0%

評価
肯定：0%
否定：0%

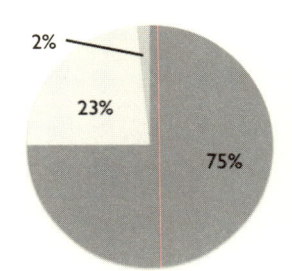

決定者
家族：15%
医師：81%

評価
肯定：34%
否定：17%

遺族 60 名を対象とした調査より (Yoshida, et al. in submission)

- 日本では依然として患者よりも家族に対して積極的に予後告知がおこなわれる傾向にあります。
- 家族に対する予後告知の方針は主に医療者によって決定されますが、患者への告知の方針には家族の意向が少なからず反映されます。
- 特に家族が決定する場合、患者に予後を伝えないと決定することが少なくありません。
- 患者に予後を伝えた場合でも、伝えなかった場合でも、そのことに対して肯定的に捉える家族と、否定的に捉える家族が存在し、必ずしも一方の選択肢が望ましいとは言えません。

⬇

患者や家族に対して予後をどのように伝えるか、ということはケースバイケースの検討が必要です。決定に際しては各選択肢のメリットおよびデメリットを十分に比較検討することが重要です。また医療者は決定後、予測される事態を把握したうえで患者家族に対応することが期待されます。

◯予後告知が家族にもたらすメリット・デメリット
●予後を伝えた場合（あいまいな見通しを含む）

メリット：

- 患者と相談しながら、さまざまな意思決定をおこなうことができた

    もういよいよ苦しくなったときはどうするとかね。葬儀はどうするとか、この曲を流してほしいとか。それまでに旅行したいとか、自宅に帰りたいとか、そんな話もしました。（60代女性、配偶者）

- 患者が心理的・物理的に死に備えられた

    父とはお葬式のこととか、会社の整理とか率直に話して。私は在宅がいいと思ってたけど父はホスピスを希望したからじゃあそうしようとか、変えていきましたし。他にも誰かに何かを言いたいとか、やりたいとか、そういうことをできる選択肢を残したいというのが私の気持ちだったので。ちゃんと準備して亡くなることができたのは、本人にもよかったと。（50代女性、子ども）

- 隠し隔てのないコミュニケーションにより患者と思いを共有できた

    本人にごまかしながら治療を続けるとか、そういうことがなかったのはよかったと思いますね。結構2人で死にちゃんと向き合おうねというようなことを、懇々と話していました。そこを隠して話をしていくと、どうしてもどんどん距離が離れちゃう。（30代女性、子ども）

デメリット：

- 患者に伝えること自体がつらかった

    本人はうすうすは治らんと思ってるけども、どのくらいなのか知らんでしょう。そこで伝えるっていうのは、やっぱり最終通告みたいな感じだったんで。こちらの側もつらいですよね、それは。（60代男性、配偶者）

- 患者が動揺した

    直後に、夫がかなり落ち込みました。それまでずっと冷静沈着だった人が、そのとき初めて涙を見せて、かなりショックを受けていました。死が目の前にパッと押しつけられたという思いだったのでしょうね。それでほんとにガクンときたんだろうと思います。（70代女性、配偶者）

- 予後を知った患者の側にいることがつらかった

    誰にも恨み言を言わなかったから、逆につらかったですね。泣きわめいたりせずに、落ち着いていて。そんな姉の側にいるのは、つらかったです。（60代女性、きょうだい）

決定後のステップ：

- 患者の動揺は自然なものと理解し共有、必要があれば医療者や心理士に相談する
- 積極的抗がん治療の中止や、在宅療養、緩和ケア利用について患者と一緒に検討する
- 患者のやりたいことを十分に話し合い、実現方法に関しては医療者にも相談する
- 患者と十分なコミュニケーションをとる

●あいまいな検討のまま看取りを迎えた場合
メリット：

・伝えること自体のつらさを感じずにいられた

> 言ったらもっとつらいね。この子がわかってるっていうことがわかること自身がつらいじゃないですか？私にはだから言えなかったですね(60代女性、親)

・予後のことを過度に意識せずに過ごすことができた

> そういうふうに半年っていわれても、もっと長いかもしれないし、それをあえて本人に言うことも、まあ思い浮かばなかったですね。本人が聞きたいと言うのであれば、伝えてもいいかなとは思いましたけど、特にどうしようと考えることなく。考えてもわからないものだと思うので、実際どれぐらいなのか、っていうことは。(40代女性、子ども)

・患者と自然な関係のままでいられた

> 言ってしまうと、面倒見られる側と、面倒を見ている側になってしまうと思ったから。言わないことで、父と娘、そのまま一緒の気持ちでいられたのかな。(40代女性、子ども)

デメリット：

・さまざまな意思決定に際して、患者と相談できないことが負担だった

> 一緒に今後のことを考えて決断することはできなかったわけですよ。だから私が主導で決めちゃったわけですよね。ホスピスに入ることも、私が考えて私が決めて、私が実行したわけですよね。彼女の意思は一切入っていないんです。それでよかったのかな？一緒に考えた方がよかったかな？それは今でも疑問に思っているところですよね(60代女性、きょうだい)

・患者のやりたいことを把握するのが難しかった

> 母の希望を会話の中から聞き出して、っていうのがあったんですけど、母は死ぬって思ってないので地元に帰るとかそれぐらいのことしか。もしそれが母は余命のことを知っていれば、何かこれがしたかったっていうのがあったのかな、って気もしますね。(40代女性、子ども)

・患者が死に備えることができなかった

> 女房は自分の命があと少しなんて、全然思わないで逝っちゃった。今思うと、やり残したこととか、言い残したこととか、いっぱいあったかもしれないって。私の側も、聞いておけば良かったなって思うことは無数にありますよ。(60代男性、配偶者)

決定後のステップ：

・患者からの質問等きっかけがあれば伝える可能性もあるか、検討する
・必要に応じて再検討の機会を設ける
・患者のやりたいことを十分に話し合い、実現方法に関しては医療者にも相談する
・患者と十分なコミュニケーションをとる

● **意図的に伝えなかった（治ると話していた）場合**

メリット：

・患者が最後まで希望をもって過ごせた

> 伝えていたら、あれだけ明るく、まわりの人と和やかに楽しく暮らせていたかな？と思うんです。自分の最期のことを考えたら、毎日そんなふうにはね。知らないからこそ、いい時間が過ごせた部分もあるのかなと思いますね。（60代女性、きょうだい）

・前向きに過ごしている患者を励ますことが自身の支えになった

> お見舞いに行っては励ましてましたね。家族でがんばろうって言えるほうが私たちとしても励みになったっていうのはありました。（60代女性、配偶者）

・前向きな見通しを伝えることで、実際に予後が延長されたと思う

> 言ったらあきらめちゃうもの。きっとダメージ受けて、免疫力低下して。半年って言われていたところ4年生きた、延命したっていうことは、言わないで前向きに過ごしてたからだって今でも思ってるし、よかったかなと思います。（60代女性、配偶者）

デメリット：

・予後に関する患者からの質問への対応に困った

> 「先生にあとどれぐらいって言われてるの？」って聞かれたんですね。それがつらかったですね。どう答えたものかと思って、何も言えなかったんです。（60代女性、きょうだい）

・患者の前で明るく振る舞わなければならないことが負担だった

> 母は元気になっていこうって意欲的だったので、その場では明るくしておかないといけないし、普通に接しておかないといけなかったので、大変でした。病院にいるときは明るくしてたけど、そのぶん行き帰りの道中や家に帰ってからはつらかったですね。（40代女性、子ども）

・患者と思いを伝え合うことが難しかった

> 昨日の続きで明日もあるというかんじでいたのがね、心残りです。「ありがとう」の言葉も、「わがままばっかり通して申し訳なかった」っていうお詫びの言葉も全然ね、言いそびれた。「なんか言っときたいことはないの？」って聞くのに不自然さが心にあったから、死に臨んでの自分の思い、家族の思いをお互いに交わすっていうことはなかったですね。（60代男性、配偶者）

決定後のステップ：

・病棟スタッフや見舞客などから予定外に伝わることのないよう、決定を周知し対応を統一する
・患者から質問された際の対応方法を事前に検討する
・家族自身にかかる負担について話したり、気持ちを出したりできる場所を確保する
・患者のやりたいことを十分に話し合い、実現方法に関しては医療者にも相談する
・患者と十分なコミュニケーションをとる

○まとめ

患者家族に対する予後の伝え方

　予後を伝える際には、予後そのものと、それをふまえた今後の方針という2つをセットにするよう意識しておくことが重要です。そうすることで、ともすると「見放された」「絶望した」という感覚を患者家族に与えてしまいがちな予後の説明だが、信頼関係を維持し、今後につなげることが可能になると言えます。

　広い意味での予後の説明は、上述のとおり、今後について話し合うということを含めたものになるのだが、実際これを実行するには相応の労力や時間が必要になります。「忙しくてそこまで対応はできない」「日々の診療におわれてそんな時間はとれない」と思うこともあるかもしれません。その場合には、看護師や心理士、ソーシャルワーカーといった他職種と連携し、チームとして上記2点をカバーしていく、ということも有効でしょう。

　ここで留意すべきなのは、詳細な情報を正確に伝えればそれで良い、というわけでは必ずしもない、ということです。予後を伝える前に、または伝える際に、患者や家族の意向をアセスメントするという段階を丁寧におこなうことが重要です。この際にも、看護師をはじめとする他職種からの情報も含めて、総合的に検討することは役に立つでしょう。

予後の伝え方の検討にあたって

　患者あるいは家族に予後をどのように伝えるかスタッフ内で検討する、または患者への伝え方を家族に検討するよう求める、患者に予後を伝えることに家族が反対する、など、予後の伝え方を考える機会はたくさんあります。多くの患者、家族にとって予後を伝える、または聞く、という経験ははじめてであり、伝えること、伝えないことの影響を中長期的に考慮することはかんたんではありません。そのため、目先のメリットやデメリットのみを考え、決定をし、後に後悔するということも珍しくありません。実際の家族の体験談は、検討をする際に非常に参考になると考えられます。

　添付のリーフレットに掲載してあるものは、遺族の声のごく一部であり、実際に家族や患者はさらに多くのメリット、デメリットを経験することとなるでしょう。患者や家族と話をする際に、ご自身の経験から、他の患者家族のエピソードをあわせて紹介すると、家族にとって非常に助けになるものと考えられます。

　なお、予後を伝える場合にも、伝えない場合にも、「患者のやりたいことを実現すること」および「患者と家族が十分なコミュニケーションをとれるようにすること」という2点を実現できるようサポートすることが、家族の後悔を軽減すると考えられます。したがって、選択結果に関わらず、上記2点を念頭におきながら、患者および家族と接することが役に立つでしょう。

◯検討の際に利用できるツール

伝えることのメリット	伝えることのデメリット
伝えないことのメリット	伝えないことのデメリット

引用文献

Ablon, J. 2000 Parents' responses to their child's diagnosis of neurofibromatosis 1. *Am J Med Genet*, **93**(2), 136-142.

Akechi, T, Akizuki, N, Okamura, M, Shimizu, K, Oba, A, Ito, T, Yoshikawa, E, Nakano, T, Inagaki, M, & Uchitomi, Y. 2006 Psychological distress experienced by families of cancer patients: preliminary findings from psychiatric consultation of a Cancer Center Hospital. *Jpn J Clin Oncol*, **36**(5), 329-332.

Anderlik, M R, Pentz, R D, & Hess, K R. 2000 Revisiting the truth-telling debate: a study of disclosure practices at a major cancer center. *J Clin Ethics*, **11**(3), 251-259.

Back, A L, Arnold, R M, Baile, W F, Tulsky, J A, & Fryer-Edwards, K. 2005 Approaching difficult communication tasks in oncology. *CA Cancer J Clin*, **55**(3), 164-177.

Barnes, J, Kroll, L, Lee, J, Burke, O, Jones, A, & Stein, A. 2002 Factors predicting communication about the diagnosis of maternal breast cancer to children. *Journal of psychosomatic research*, **52**(4), 209-214.

Barnett, M M. 2006 Does it hurt to know the worst?: psychological morbidity information preferences and understanding of prognosis in patients with advanced cancer. *Psychooncology*, **15**(1), 44-55.

Bell, D E. 1982 Regret in decision making under uncertainty. *Operations Research*, **30**(5), 961-981.

Bennett, J A, Cameron, L D, Whitehead, L C, & Porter, D. 2009 Differences between older and younger cancer survivors in seeking cancer information and using complementary/alternative medicine. *J Gen Intern Med*, **24**(10), 1089-1094.

Brown, R T, Kaslow, N J, Madan-Swain, A, Doepke, K J, Sexson, S B, & Hill, L J. 1993 Parental psychopathology and children's adjustment to leukemia. *Journal of the American Academy of Child and Adolescent Psychiatry*, **32**(3), 554-561.

Buckley, J, & Herth, K. 2004 Fostering hope in terminally ill patients. *Nurs Stand*, **19**(10), 33-41.

Butow, P N, Dowsett, S, Hagerty, R, & Tattersall, M H. 2002 Communicating prognosis to patients with metastatic disease: what do they really want to know? *Support Care Cancer*, 10(2), 161-168.

Butow, P N, Maclean, M, Dunn, S M, Tattersall, M H, & Boyer, M J. 1997 The dynamics of change: cancer patients' preferences for information involvement and support. *Ann Oncol*, 8(9), 857-863.

Casarett, D, Crowley, R, Stevenson, C, Xie, S, & Teno, J. 2005 Making difficult decisions about hospice enrollment: what do patients and families want to know? *J Am Geriatr Soc*, 53(2), 249-254.

Cassileth, B R, Lusk, E J, Strouse, T B, Miller, D S, Brown, L L, & Cross, P A. 1985 A psychological analysis of cancer patients and their next-of-kin. *Cancer*, 55(1), 72-76.

Charles, C, Gafni, A, & Whelan, T. 1997 Shared decision-making in the medical encounter: what does it mean?（or it takes at least two to tango), *Soc Sci Med*, 44(5), 681-692.

Cherlin, E, Fried, T, Prigerson, H G, Schulman-Green, D, Johnson-Hurzeler, R, & Bradley, E H. 2005 Communication between physicians and family caregivers about care at the end of life: when do discussions occur and what is said? *J Palliat Med*, 8(6), 1176-1185.

Chochinov, H M, Tataryn, D J, Wilson, K G, Ennis, M, & Lander, S. 2000 Prognostic awareness and the terminally ill. *Psychosomatics*, 41(6), 500-504.

Clayton, E W. 1996 小児医療の生命倫理 日本小児科学会雑誌, 100, 1697-1701.

Clayton, J M, Butow, P N, Arnold, R M, & Tattersall, M H. 2005a Fostering coping and nurturing hope when discussing the future with terminally ill cancer patients and their caregivers. *Cancer*, 103(9), 1965-1975.

Clayton, J M, Butow, P N, & Tattersall, M H. 2005b The needs of terminally ill cancer patients versus those of caregivers for information regarding prognosis and end-of-life issues. *Cancer*, 103(9), 1957-1964.

Clayton, J M, Butow, P N, & Tattersall, M H. 2005c When and how to initiate discussion about prognosis and end-of-life issues with terminally ill patients. *J Pain Symptom Manage*, 30(2), 132-144.

Clayton, J M, Hancock, K, Parker, S, Butow, P N, Walder, S, Carrick, S, Currow, D, Ghersi, D, Glare, P, Hagerty, R, Olver, I N, & Tattersall, M H. 2008 Sustaining hope when communicating with terminally ill patients and their families: a

systematic review. *Psychooncology*, 17(7), 641-659.
Clukey, L. 2008 Anticipatory mourning: processes of expected loss in palliative care. *Int J Palliat Nurs*, 14(7), 316-325.
Colleoni, M, Mandala, M, Peruzzotti, G, Robertson C, Bredart, A, & Goldhirsch, A. 2000 Depression and degree of acceptance of adjuvant cytotoxic drugs. *Lancet*, 356(9238), 1326-1327.
Committee on Bioethics 1998 Informed consent, parental permission, and assent in pediatric practice. *Journal of child and family nursing*, 1(1), 57-61.
Connolly, T, & Reb, J. 2005 Regret in cancer-related decisions. *Health Psychol*, 24(4), Suppl. S29-34.
Curtis, J R, Patrick, D L, Caldwell, E S, & Collier, A C. 2000 Why don't patients and physicians talk about end-of-life care? Barriers to communication for patients with acquired immunodeficiency syndrome and their primary care clinicians. *Arch Intern Med*, 160(11), 1690-1696.
Dart, J, Gallois, C, & Yellowlees, P. 2008 Community health information sources: a survey in three disparate communities. *Aust Health Rev*, 32(1), 186-196.
Daugherty, C K, & Hlubocky, F J. 2008 What are terminally ill cancer patients told about their expected deaths? A study of cancer physicians' self-reports of prognosis disclosure. *J Clin Oncol*, 26(36), 5988-5993.
Davies, B, Sehring, S A, Partridge, J C, Cooper, B A, Hughes, A, Philp, J C, Amidi-Nouri, A, & Kramer, R F. 2008 Barriers to palliative care for children: perceptions of pediatric health care providers. *Pediatrics*, 121(2), 282-288.
Delgado-Guay, M, Parsons, Li, Palmer, Z, & Bruera, E. 2009 Symptom distress in advanced cancer patients with anxiety and depression in the palliative care setting. *Support Care Cancer*, 17(5), 573-579.
Derogatis, L R, Morrow, G R, Fetting, J, Penman, D, Piasetsky, S, Schmale, A M, Henrichs, M, & Carnicke, C L Jr. 1983 The prevalence of psychiatric disorders among cancer patients. *JAMA*, 249(6), 751-757.
Dighe, M, Jadhav, S, Muckaden, M A, & Sovani, A. 2008 Parental concerns in children requiring palliative care. *Indian J Palliat Care*, 14(1), 16-22.
Drew, D, Goodenough, B, Maurice, L, Foreman, T, Willis, L. 2005 Parental grieving after a child dies from cancer: is stress from stem cell transplant a factor? *Int J Palliat Nurs*, 11(6), 266-273.
Dumont, S, Turgeon, J, Allard, P, Gagnon, P, Charbonneau, C, & Vézina, L. 2006

Caring for a loved one with advanced cancer: determinants of psychological distress in family caregivers. *J Palliat Med*, 9(4), 912-921.

Durall, A, Zurakowski, D, & Wolfe, J. 2012 Barriers to conducting advance care discussions for children with life-threatening conditions. *Pediatrics*, 129(4), e975-982.

Dutta-Bergman, M. 2003 Trusted online sources of health information: differences in demographics, health beliefs, and health-information orientation. *J Med Internet Res*, 5(3), e21.

Edwards, S B, Olson, K, Koop, P M, & Northcott, H C. 2011 Patient and Family Caregiver Decision Making in the Context of Advanced Cancer. *Cancer Nurs*.

江口光興・赤羽太郎 1973 小児悪性腫瘍の心理的問題 小児科診療, 36(2), 184-189.

Eliott, J A, & Olver, I. 2011 Dying cancer patients talk about physician and patient roles in DNR decision making. *Health Expect* 14(2), 147-158.

Evans, J L. 1995 Are children competent to make decisions about their own deaths? *Behav Sci Law*, 13(1), 27-41.

Fallowfield, L J, Jenkins, V A, & Beveridge, H A. 2002 Truth may hurt but deceit hurts more: communication in palliative care. *Palliat Med*, 16(4), 297-303.

Feudtner, C. 2007 Collaborative communication in pediatric palliative care: a foundation for problem-solving and decision-making. *Pediatr Clin North Am*, 54 (5), 583-607.

Fitzmaurice, D A, & Adams, J L. 2000 A systematic review of patient information leaflets for hypertension. *J Hum Hypertens*, 14(4), 259-262.

Forgas, J P. 1989 Mood effects on decision making strategies. *Australian Journal of Psychology*, 41(2), 197-214.

Fried, T R, Bradley, E H, & O'Leary, J. 2003 Prognosis communication in serious illness: perceptions of older patients caregivers and clinicians. *J Am Geriatr Soc*, 51(10), 1398-1403.

Friedrichsen, M J, Strang, P M, & Carlsson, M E. 2001 Receiving bad news: experiences of family members. *J Palliat Care*, 17(4), 241-247.

Friedrichsen, M J, Strang, P M, & Carlsson, M E. 2002 Cancer patients' interpretations of verbal expressions when given information about ending cancer treatment. *Palliat Med*, 16(4), 323-330.

Friðriksdóttir, N, Saevarsdóttir, T, Halfdánardottir, S I, Jónsdóttir, A, Magnúsdottir, H, Olafsdóttir, K L, Guðmundsdóttir, G, & Gunnarsdóttir, S. 2011 Family members of cancer patients: Needs, quality of life and symptoms of anxiety and depression. *Acta Oncol*, **50**(2), 252-258.

Frosch, D L, & Kaplan, R M. 1999 Shared decision making in clinical medicine: past research and future directions. *Am J Prev Med*, **17**(4), 285-294.

Fujimori, M, Akechi, T, Morita, T, Inagaki, M, Akizuki, N, Sakano, Y, & Uchitomi, Y. 2007 Preferences of cancer patients regarding the disclosure of bad news. *Psychooncology*, **16**(6), 573-581.

藤井裕治 2000 がんを病む子どもたちへのデス・エデュケーション 現代のエスプリ, 394, 165-174.

藤井裕治・本郷輝明・矢島周平 1996 静岡県3病院における小児がん患者のトータルケアの現状 日本小児科学会雑誌, **100**(4), 774-780.

藤井裕治・渡邊千英子・岡田周一・本郷輝明・大関武彦 2002 病気説明を受けた小児血液・悪性腫瘍患児における病気の理解 小児がん, **39**(1), 24-30.

藤本純一郎・池田均 2007 小児がん治療患者の長期フォローアップとその体制整備に関する研究 報告書

服巻豊 2008 がん医療におけるスタッフのサポート 臨床心理学, **8**(6), 829-834.

Gabbay, B B, Matsumura, S, Etzioni, S, Asch, S M, Rosenfeld, K E, Shiojiri, T, Balingit, P P, & Lorenz, K A. 2005 Negotiating end-of-life decision making : a comparison of Japanese and U. S. residents' approaches. *Acad Med*, **80**(7), 617-621.

Gagnon, P, Charbonneau, C, Allard, P, Soulard, C, Dumont, S, & Fillion, L. 2002 Delirium in advanced cancer: a psychoeducational intervention for family caregivers. *J Palliat Care*, **18**(4), 253-261.

Given, B, Wyatt, G, Given, C, Sherwood, P, Gift, A, DeVoss, D, & Rahbar, M. 2004 Burden and depression among caregivers of patients with cancer at the end of life. *Oncol Nurs Forum*, **31**(6), 1105-1117.

Gordon, E J, & Daugherty, C K. 2003 Hitting you over the head: oncologists' disclosure of prognosis to advanced cancer patients. *Bioethics*, **17**(2), 142-168.

Grassi, L, Giraldi, T, Messina, E G, Magnani, K, Valle, E, & Cartei, G. 2000 Physicians' attitudes to and problems with truth-telling to cancer patients. *Support Care Cancer*, **8**(1), 40-45.

Grassi, L, Indelli, M, Marzola, M, Maestri, A, Santini, A, Piva, E, & Boccalon, M. 1996 Depressive symptoms and quality of life in home-care-assisted cancer patients. *J Pain Symptom Manage*, **12**(5), 300-307.

Grunfeld, E, Coyle, D, Whelan, T, Clinch, J, Reyno, L, Earle, C C, Willan, A, Viola, R, Coristine, M, Janz, T, & Glossop, R. 2004 Family caregiver burden: results of a longitudinal study of breast cancer patients and their principal caregivers. *CMAJ*, **170**(12), 1795-1801.

Hagerty, R G, Butow, P N, Ellis, P A, Lobb, E A, Pendlebury, S, Leighl, N, Goldstein, D, Lo, S K, & Tattersall, M H. 2004 Cancer patient preferences for communication of prognosis in the metastatic setting. *J Clin Oncol*, **22**(9), 1721-1730.

Hagerty, R G, Butow, P N, Ellis, P M, Dimitry, S, & Tattersall, M H. 2005a Communicating prognosis in cancer care: a systematic review of the literature. *Ann Oncol*, **16**(7), 1005-1053.

Hagerty, R G, Butow, P N, Ellis, P M, Lobb, E A, Pendlebury, S C, Leighl, N, MacLeod, C, Mac Leod, C, & Tattersall, M H. 2005b Communicating with realism and hope: incurable cancer patients' views on the disclosure of prognosis. *J Clin Oncol*, **23**(6), 1278-1288.

塙嘉之・山田順子 1994 Dying childに関する告知とインフォームド・コンセント 小児内科, **26**(4), 563-566.

Hanratty, B, Holland, P, Jacoby, A, & Whitehead, M. 2007 Financial stress and strain associated with terminal cancer: a review of the evidence. *Palliat Med*, **21**(7), 595-607.

Hari, D, Mark, Z, Bharati, D, & Khadka, P. 2007 Patients' attitude towards concept of right to know. *Kathmandu Univ Med J*, **5**(4), 591-595.

Harrington, J, Noble, L M, & Newman, S P. 2004 Improving patients' communication with doctors: a systematic review of intervention studies. *Patient Educ Couns*, **52**(1), 7-16.

Hattori, H, Salzberg, S M, Kiang, W P, Fujimiya, T, Tejima, Y, & Furuno, J. 1991 The patient's right to information in Japan: legal rules and doctor's opinions. *Soc Sci Med*, **32**(9), 1007-1016.

Hearson, B, & McClement, S. 2007 Sleep disturbance in family caregivers of patients with advanced cancer. *Int J Palliat Nurs*, **13**(10), 495-501.

Hechler, T, Blankenburg, M, Friedrichsdorf, S J, Garske, D, Hübner, B, Menke, A, Wamsler, C, Wolfe, J, & Zernikow, B. 2008 Parents' Perspective on Symptoms, Quality of Life, Characteristics of Death and End-of-Life Decisions for Children Dying from Cancer. *Klin Padiatr*. **220**(3), 166-174.

Henriksson, M M, Isometsä, E T, Hietanen, P S, Aro, H M, & Lönnqvist, J K. 1995 Mental disorders in cancer suicides. *J Affect Disord*, **36**(1-2), 11-20.

Hesse, B W, Nelson, D E, Kreps, G L, Croyle, R T, Arora, N K, Rimer, B K, & Viswanath, K. 2005 Trust and sources of health information: the impact of the Internet and its implications for health care providers: findings from the first Health Information National Trends Survey. *Arch Intern Med*, **165**(22), 2618-2624.

Heyland, D K, Allan, D E, Rocker, G, Dodek, P, Pichora, D, & Gafni, A. 2009 Discussing prognosis with patients and their families near the end of life: impact on satisfaction with end-of-life care. *Open Med*, **3**(2), e101-110.

Heyland, D K, Dodek, P, Rocker, G, Groll, D, Gafni, A, Pichora, D, Shortt, S, Tranmer, J, Lazar, N, Kutsogiannis, J, & Lam, M. 2006 What matters most in end-of-life care: perceptions of seriously ill patients and their family members. *CMAJ*, **174**(5), 627-633.

東山由実 1997 小児白血病の診断・治療とケア――病名説明後の本人,家族の変化 小児看護, **20**(3), 319-324.

Hill, J, & Bird, H. 2003 The development and evaluation of a drug information leaflet for patients with rheumatoid arthritis. *Rheumatology(Oxford)*, **42**(1), 66-70.

Himelstein, B P. 2006 Palliative care for infants, children, adolescents, and their families. *J Palliat Med*, **9**(1), 163-181.

Himelstein, B P, Hilden, J M, Boldt, A M, & Weissman, D. 2004 Pediatric palliative care. *N Engl J Med*, **350**(17), 1752-1762.

Hinds, P S, Drew, D, Oakes, L L, Fouladi, M, Spunt, S L, Church, C, & Furman, W L. 2005 End-of-life care preferences of pediatric patients with cancer. *J Clin Oncol*, **23**(36), 9146-9154.

Hinds, P S, Oakes, L, Furman, W, Quargnenti, A, Olson, M S, Foppiano, P, & Srivastava, D K. 2001 End-of-life decision making by adolescents, parents, and healthcare providers in pediatric oncology: research to evidence-based practice guidelines. *Cancer Nurs*, **24**(2), 122-134; quiz 135-136.

Hinds, P S, Oakes, L, Quargnenti, A, Furman, W, Bowman, L, Gilger, E, Gattuso, J, Martinson, I, Yi, K H, & Drew, D. 2000 An international feasibility study of parental decision making in pediatric oncology. *Oncol Nurs Forum*, **27**(8), 1233-1243.

平井誠一・佐甲隆・清水信 1982 小児悪性腫瘍患者・家族へのトータルケア：遺族へのアンケート調査から 小児科診療, 45, 1231-1236.

Hirai, K, Komura, K, Tokoro, A, Kuromaru, T, Ohshima, A, Ito, T, Sumiyoshi, Y, & Hyodo, I. 2008 Psychological and behavioral mechanisms influencing the use of complementary and alternative medicine (CAM) in cancer patients. *Ann Oncol*, **19**(1), 49-55.

Hirai, K, Miyashita, M, Morita, T, Sanjo, M, & Uchitomi, Y. 2006 Good death in Japanese cancer care: a qualitative study. *J Pain Symptom Manage*, **31**(2), 140-147.

久田満 2006 患者の意思決定と医療者の役割――認知心理学からの示唆 医学のあゆみ, 218, 719-722.

Hodges, L J, Humphris, G M, & Macfarlane, G. 2005 A meta-analytic investigation of the relationship between the psychological distress of cancer patients and their carers. *Soc Sci Med*, **60**(1), 1-12.

本郷輝明 1997 小児白血病の診断・治療とケア――白血病児への病気説明，病状説明 小児看護, 20(3), 314-318.

Horikawa, N, Yamazaki, T, Sagawa, M, & Nagata, T. 1999 The disclosure of information to cancer patients and its relationship to their mental state in a consultation-liaison psychiatry setting in Japan. *Gen Hosp Psychiatry*, **21**(5), 368-373.

Hosaka, T, Awazu, H, Fukunishi, I, Okuyama, T, & Wogan, J. 1999 Disclosure of true diagnosis in Japanese cancer patients. *Gen Hosp Psychiatry*, **21**(3), 209-213.

星順隆・島崎晴代・浦島充佳 1993 教育病院における小児悪性腫瘍患児への病名告知の試み 平成4年度研究報告書 難治性小児がん特に難治性白血病及び類縁疾患の病態の解明と診断・治療法の開発, 189-192.

細谷亮太 1989 悪性腫瘍の患児とその家族へのかかわり方 小児看護, 12(8), 1027-1030.

細谷亮太 1990 小児白血病治療の倫理ならびに社会心理学的考察 日本小児血液学会雑誌, 4, 413-419.

稲田浩子 2002 小児がんにおける告知とインフォームド・コンセント ターミナルケア, 12(2), 93-97.

稲田浩子・藤丸千尋・江口春彦・山下文雄・栗田弥生・高橋和子 1994 年長児（思春期）への告知とインフォームド・コンセント：小児がん家族へのアンケート調査

を中心に 小児内科, **26**(4), 601-605.

Innes, S., & Payne, S. 2009 Advanced cancer patients' prognostic information preferences: a review. *Palliat Med*, **23**(1), 29-39.

James, L., & Johnson, B. 1997 The needs of parents of pediatric oncology patients during the palliative care phase. *J Pediatr Oncol Nurs*, **14**(2), 83-95.

Jemal, A, Siegel, R, Ward, E, Murray, T, Xu, J, & Thun, MJ. 2007 Cancer statistics 2007. *CA Cancer J Clin*, **57**(1), 43-66.

Jenkins, V, Fallowfield, L, & Saul, J. 2001 Information needs of patients with cancer: results from a large study in UK cancer centres. *Br J Cancer*, **84**(1), 48-51.

Jiang, Y, Liu, C, Li, J Y, Huang, M J, Yao, W X, Zhang, R, Yao, B, Du, X B, Chen, J, Xie, K, Zhao, X, & Wei, Y Q. 2007 Different attitudes of Chinese patients and their families toward truth telling of different stages of cancer. *Psychooncology*, **16**(10), 928-936.

Johnson, A, Sandford, J, & Tyndall, J. 2003 Written and verbal information versus verbal information only for patients being discharged from acute hospital settings to home. *Cochrane Database Syst Rev*, (4): CD003716.

Jo, S, Brazil, K, Lohfeld, L, & Willison, K. 2007 Caregiving at the end of life: perspectives from spousal caregivers and care recipients. *Palliat Support Care*, **5**(1), 11-17.

Jutai, J W, Strong, J G, & Russell-Minda, E. 2009 Effectiveness of assistive technologies for low vision rehabilitation: a systematic review. *Journal of Visual Impairment and Blindness*, **103**(4), 210-222.

金子安比子・松下竹次 1995 小児がん医療における病名告知,インフォームドコンセント,サポーティブケアの現状:アンケートの集計結果と考察 日本小児科学会雑誌, **99**(2), 534-539.

柏木哲夫 2001 緩和ケアマニュアル(改訂第4版) 最新医学社

Kim, Y, & Schulz, R. 2008 Family caregivers' strains: comparative analysis of cancer caregiving with dementia diabetes and frail elderly caregiving. *J Aging Health*, **20**(5), 483-503.

児玉憲一 2007 がん医療・緩和医療における臨床心理士の役割 広島大学大学院心理臨床教育研究センター紀要, **6**, 49-51.

Kodish, E, & Post, SG. 1995 Oncology and hope. *J Clin Oncol*, **13**(7), 1817.

濃沼信夫・伊藤道哉・長井吉清・小野充一 1995 がん医療における積極的治療から緩

和ケアへの転換点に関する研究　心身医学，35, 126.
国立がんセンター　1995　日本経済新聞9月20日付
国立がんセンター　1996　がん告知マニュアル　第2版
国立がんセンター　2005　がんの統計'05　資料編，pp. 32-33.
河野友信・岩井浩一　1979　癌末期患者への医療についての理念の実際　死の臨床，2, 20-21.
厚生労働省　2012　平成24年人口動態統計月報　年計（概数）の概況　死因順位（1～5位）別死亡数・死亡率（人口10万対），性・年齢（5歳階級）別　http://www.mhlw.go.jp/toukei/saikin/hw/jinkou/geppo/nengai12/dl/h7.pdf
厚生労働省大臣官房統計情報部人口動態・保健統計課　2009　平成21年人口動態統計の年間推計　http://www.mhlw.go.jp/toukei/saikin/hw/jinkou/suikei09/index.html
小谷みどり　2002　ホスピスの現場・在宅ホスピスの可能性　LDI Report, 136, 22-23.
Kreicbergs, U, Valdimarsdottir, U, Onelov, E, Henter, J I, & Steineck, G. 2004 Talking about death with children who have severe malignant disease. *The New England journal of medicine*, 351(12), 1175-1186.
Kreicbergs, U C, Lannen, P, Onelov, E, & Wolfe, J. 2007 Parental grief after losing a child to cancer: impact of professional and social support on long-term outcomes. *J Clin Oncol*. 25(22), 3307-3312.
Kurtz, M E, Kurtz, J C, Given, C W, & Given, B. 1997 Predictors of postbereavement depressive symptomatology among family caregivers of cancer patients. *Support Care Cancer*, 5(1), 53-60.
Kurtz, M E, Kurtz, J C, Given, C W, & Given, B. 2005 A randomized controlled trial of a patient/caregiver symptom control intervention: effects on depressive symptomatology of caregivers of cancer patients. *J Pain Symptom Manage*, 30(2), 112-122.
Kübler-Ross, E, Wessler, S, & Avioli, L V. 1972 On death and dying. *JAMA*, 221(2), 174-179.
Kwon, Y, Shin, D, Lee, J, Heo, D, Hong, Y, Kim, SY, & Yun, Y. 2008 Impact of perception of socioeconomic burden on advocacy for patient autonomy in end-of-life decision making: a study of societal attitudes. *Palliat Med*, 23(1), 87-94.
Lamont, E B, & Christakis, N A. 2001 Prognostic disclosure to patients with cancer near the end of life. *Ann Intern Med*, 134(12), 1096-1105.
LeClaire, M M, Oakes, J M, & Weinert, C R. 2005 Communication of prognostic

information for critically ill patients. *Chest*, **128**(3), 1728-1735.

Leikin, S L. 1981 An ethical issue in pediatric cancer care: nondisclosure of a fatal prognosis. *Pediatric Annals*, **10**(10), 37-41, 44-45.

Leydon, G M, Boulton, M, Moynihan, C, Jones, A, Mossman, J, Boudioni, M, & McPherson, K. 2000 Cancer patients' information needs and information seeking behaviour: in depth interview study. *BMJ*, **320**(7239), 909-913.

Lichtenthal, W G, Nilsson, M, Zhang, B, Trice, E D, Kissane, D W, Breitbart, W, & Prigerson, H G. 2008 Do rates of mental disorders and existential distress among advanced stage cancer patients increase as death approaches? *Psychooncology*, **18**, 50-61

Llobera, J, Esteva, M, Rifà, J, Benito, E, Terrasa, J, Rojas, C, Pons, O, Catalán, G, & Avellà, A. 2000 Terminal cancer: duration and prediction of survival time. *Eur J Cancer*, **36**(16), 2036-2043.

Long, S O. 1999 Family surrogacy and cancer disclosure: physician-family negotiation of an ethical dilemma in Japan. *J Palliat Care*, **15**(3), 31-42.

Long, S O, & Long, B D. 1982 Curable cancers and fatal ulcers. Attitudes toward cancer in Japan. *Soc Sci Med*, **16**(24), 2101-2108.

Lyon, M E, McCabe, M A, Patel, K M, & D'Angelo, L J. 2004 What do adolescents want? An exploratory study regarding end-of-life decision-making. *J Adolesc Health*, **35**(6), 529. e1-6.

Mack, J W, Cook, E F, Wolfe, J, Grier, H E, Cleary, P D, & Weeks, J C. 2007 Understanding of prognosis among parents of children with cancer: parental optimism and the parent-physician interaction. *J Clin Oncol*, **25**(11), 1357-1362.

Mack, J W, Wolfe, J, Grier, H E, Cleary, P D, & Weeks, J C. 2006 Communication about prognosis between parents and physicians of children with cancer: parent preferences and the impact of prognostic information. *J Clin Oncol*, **24**(33), 5265-5270.

前田尚子 2008 小児がん克服者のQOLと予後の把握およびその追跡システムの確立に関する研究 厚生労働省がん研究助成金研究報告書

毎日新聞社 2007「健康と高齢社会に関する世論調査」毎日新聞 10月19日付

Massimo, L M, & Wiley T J. 2005 Randomization, informed consent and physicians' communication skills in pediatric oncology: a delicate balance. *Bulletin du cancer*, **92**(12), E67-69.

松島英介 2006 一般病院におけるがん告知の実態調査 厚生労働科学研究費補助金

「我が国における尊厳死に関する研究」班報告書　pp. 33-54.

松下竹次・関口典子・早川依里子・倉辻忠俊　2001　病名の告知と心理的なサポート　小児内科, **33**, 1559-1562.

McAliley, L G, Hudson-Barr, D C, Gunning, R S, & Rowbottom, L A. 2000 The use of advance directives with adolescents. *Pediatr Nurs*, **26**(5), 471-480.

McIntosh, J. 1974 Processes of communication information seeking and control associated with cancer: A selective review of the literature. *Soc Sci Med*, **8**(4), 167-187.

McLean, L M, Jones, J M, Rydall, A C, Walsh, A, Esplen, M J, Zimmermann, C, & Rodin, G M. 2008 A couples intervention for patients facing advanced cancer and their spouse caregivers: outcomes of a pilot study. *Psychooncology*, **17**(11), 1152-1156.

Meert, K L, Thurston, C S, & Sarnaik, A P. 2000 End-of-life decision-making and satisfaction with care: parental perspectives. *Pediatr Crit Care Med*, **1**(2), 179-185.

Meyer, E C, Burns, J P, Griffith, J L, & Truog, R D. 2002 Parental perspectives on end-of-life care in the pediatric intensive care unit. *Crit Care Med*, **30**(1), 226-231.

三間屋純一　2001　小児血液腫瘍性疾患におけるインフォームドコンセント——小児患者への対応　日本小児血液学会雑誌, **15**, 150-160.

Miura, Y, Asai, A, Matsushima, M, Nagata, S, Onishi, M, Shimbo, T, Hosoya, T, & Fukuhara, S. 2006 Families' and physicians' predictions of dialysis patients' preferences regarding life-sustaining treatments in Japan. *Am J Kidney Dis*, **47**(1), 122-130.

宮地尚子　1995　医療における真実告知と家族：日米医師の比較調査より　日本医事新報, **37**, 28-32.

Miyashita, M, Hashimoto, S, Kawa, M, Shima, Y, Kawagoe, H, Hase, T, Shinjo, Y, & Suemasu, K. 2006 Attitudes toward disease and prognosis disclosure and decision making for terminally ill patients in Japan based on a nationwide random sampling survey of the general population and medical practitioners. *Palliat Support Care*, **4**(4), 389-398.

Miyashita, M, Hirai, K, Morita, T, Sanjo, M, & Uchitomi, Y. 2008a Barriers to referral to inpatient palliative care units in Japan: a qualitative survey with content analysis. *Support Care Cancer*, **16**(3), 217-222.

Miyashita, M, Morita, T, Shima, Y, Kimura, R, Takahashi, M, & Adachi, I. 2007 Nurse views of the adequacy of decision making and nurse distress regarding artificial hydration for terminally ill cancer patients: a nationwide survey. *Am J Hosp Palliat Care*, 24(6), 463-469.

Miyashita, M, Morita, T, Tsuneto, S, Sato, K, & Shima, Y. 2008c The Japan Hospice and Palliative Care Evaluation study (J-HOPE study): study design and characteristics of participating institutions. *Am J Hosp Palliat Care*, 25(3), 223-232.

Miyata, H, Takahashi, M, Saito, T, Tachimori, H, & Kai, I. 2005 Disclosure preferences regarding cancer diagnosis and prognosis: to tell or not to tell? *J Med Ethics*, 31(8), 447-451.

宮崎澄雄・武弘道・永山徳郎 1971 小児がん遺族のアンケート調査から 小児科, 12, 966-969.

Morgan, E R, & Murphy, S B. 2000 Care of children who are dying of cancer. *N Engl J Med*, 342(5), 347-348.

Morita, T, Akechi, T, Ikenaga, M, Inoue, S, Kohara, H, Matsubara, T, Matsuo, N, Namba, M, Shinjo, T, Tani, K, & Uchitomi, Y. 2007 Terminal delirium: recommendations from bereaved families' experiences. *J Pain Symptom Manage*, 34(6), 579-589.

Morita, T, Akechi, T, Ikenaga, M, Kizawa, Y, Kohara, H, Mukaiyama, T, Nakaho, T, Nakashima, N, Shima, Y, Matsubara, T, Fujimori, M, & Uchitomi, Y. 2004a Communication about the ending of anticancer treatment and transition to palliative care. *Ann Oncol*, 15(10), 1551-1557.

Morita, T, Hirai, K, Sakaguchi, Y, Maeyama, E, Tsuneto, S, Shima, Y, & Quality Assurance Committee, Japanese Association of Hospice and Palliative Care Units. 2004b Measuring the quality of structure and process in end-of-life care from the bereaved family perspective. *J Pain Symptom Manage*, 27(6), 492-501.

永田勝太郎・池見酉次郎 1984 癌の告知 診断と治療, 72(8), 360-364.

Ngo-Metzger, Q, August, K J, Srinivasan, M, Liao, S, & Meyskens. 2008 End-of-Life care: guidelines for patient-centered communication. *Am Fam Physician*, 77(2), 167-174.

日本癌治療学会 1991 癌規約総論 金原出版

日本ホスピス緩和ケア協会 2011 緩和ケア病棟入院料届出受理施設一覧 http://www.hpcj.org/what/pcu_list.pdf

Northouse, L L, Dorris, G, & Charron-Moore, C. 1995 Factors affecting couples' adjustment to recurrent breast cancer. *Soc Sci Med*, **41**(1), 69-76.

Novack, D H, Plumer, R, Smith, R L, Ochitill, H, Morrow, G R, & Bennett, J M. 1979 Changes in physicians' attitudes toward telling the cancer patient. *JAMA*, **241**(9), 897-900.

O'Brien, M A, Ellis, P M, Whelan, T J, Charles, C, Gafni, A, Lovrics, P, Mukherjee, S D, & Hodgson, N. 2011 Physician-related facilitators and barriers to patient involvement in treatment decision making in early stage breast cancer: perspectives of physicians and patients. *Health Expect*.

O'Connor, A M, & Jacobsen, M J. 2007 Decisional conflict: supporting people experiencing uncertainty about options affecting their health. Ottawa: Ottawa Health Decision Centre. https://decisionaid.ohri.ca/ODST/pdfs/DC_Reading.pdf.

Okamura, M, Yamawaki, S, Akechi, T, Taniguchi, K, & Uchitomi, Y. 2005 Psychiatric disorders following first breast cancer recurrence: prevalence, associated factors and relationship to quality of life. *Jpn J Clin Oncol*, **35**(6), 302-309.

大西秀樹 2008 がん患者の心を救う：精神腫瘍医の現場から 河出書房新社, pp. 176-207.

大野ゆう子・中村隆 2004 日本のがん罹患の将来推計：ベイズ型ポワソン・コウホートモデルによる解析に基づく2020年までの予測 がん・統計白書 罹患／死亡／予後／ 大島明編 篠原出版新社, pp. 201-217.

Okamura, H, Uchitomi, Y, Sasako, M, Eguchi, K, & Kakizoe, T. 1998 Guidelines for telling the truth to cancer patients: Japanese National Cancer Center Jpn. *J Clin Oncol*, **28**(1), 1-4.

Osse, B H, Vernooij-Dassen, M J, Schadé, E, & Grol, R P. 2006 Problems experienced by the informal caregivers of cancer patients and their needs for support. *Cancer Nurs*, **29**(5), 378-390.

小澤美和・細谷亮太 2008 子どものターミナルケアの現状と課題 小児科, **49**(11), 1759-1765.

小澤美和・細谷亮太・今井純好 1998 小児がん患者への真実告知の心理的影響 日本小児科学会雑誌, **102**(9), 990-996.

Piaget, J. 1969 The child's conception of time. London: Routledge & Kegan Paul.

Prieto, J M, Blanch, J, Atala, J, Carreras, E, Rovira, M, Cirera, E, & Gastó, C. 2002

Psychiatric morbidity and impact on hospital length of stay among hematologic cancer patients receiving stem-cell transplantation. *J Clin Oncol*, **20**(7), 1907-1917.

Pritchard, M, Burghen, E, Srivastava, D K, Okuma, J, Anderson, L, Powell, B, Furman, W L, & Hinds, P S. 2008 Cancer-related symptoms most concerning to parents during the last week and last day of their child's life. *Pediatrics*, **121**(5), e1301-1309.

Proot, I M, Abu-Saad, H H, Crebolder, H F, Goldsteen, M, Luker, K A, & Widdershoven, G A. 2003 Vulnerability of family caregivers in terminal palliative care at home; balancing between burden and capacity. *Scand J Caring Sci*, **17**(2), 113-121.

Ptacek, J T, & Ptacek, J J. 2001 Patients' perceptions of receiving bad news about cancer. *J Clin Oncol*, **19**(21), 4160-4164.

Qasem, A A, Ashour, T H, Al-Abdulrazzaq, H K, & Ismail, Z A. 2002 Disclosure of cancer diagnosis and prognosis by physicians in Kuwait. *Int J Clin Pract*, **56**(3), 215-218.

Rabineau K M, Mabe P A, & Vega R A. 2008 Parenting Stress in Pediatric Oncology Populations. *J Pediatr Hematol Oncol*. **30**(5), 358-365.

Rassin, M, Levy, O, Schwartz, T, & Silner, D. 2006 Caregivers' role in breaking bad news: patients doctors and nurses' points of view. *Cancer Nurs*, **29**(4), 302-308.

Ritchie, M A. 2001 Psychosocial nursing care for adolescents with cancer. *Issues Compr Pediatr Nurs*, **24**(3), 165-175.

Rose, S L, & Shelton, W. 2006 The role of social work in the ICU: reducing family distress and facilitating end-of-life decision-making. *J Soc Work End Life Palliat Care*, **2**(2), 3-23.

Ruhnke, G W, Wilson, S R, Akamatsu, T, Kinoue, T, Takashima, Y, Goldstein, M K, Koenig, B A, Hornberger, J C, & Raffin, T A. 2000 Ethical decision making and patient autonomy: a comparison of physicians and patients in Japan and the United States. *Chest*, **118**(4), 1172-1182.

Russell-Minda, E, Jutai, J, Strong, G, Campbell, K, Gold, D, Pretty, L, & Wilmot, L. 2006 Clear print: an evidence-based review of the research on typeface legibility for readers with low vision.Toronto, Ontario, Canada: CNIB Research.

Sahler, O J, Fairclough, D L, Phipps, S, Mulhern, R K, Dolgin, M J, Noll, R B, Katz, E R, Varni, J W, Copeland, D R, & Butler, R W. 2005 Using problem-solving skills training to reduce negative affectivity in mothers of children with newly diagnosed cancer: report of a multisite randomized trial. *J Consult Clin Psychol*, 73(2), 272-283.

Sahler, O J, Roghmann, K J, Mulhern, R K, Carpenter, P J, Sargent, J R, Copeland, D R, Barbarin, O A, Zeltzer, L K, & Dolgin, M J. 1997 Sibling Adaptation to Childhood Cancer Collaborative Study: the association of sibling adaptation with maternal well-being, physical health, and resource use. *J Dev Behav Pediatr*. 18(4), 233-243.

戈木クレイグヒル滋子 1997 小児白血病のトータルケア——病名説明（告知）の日米比較日米のがんの子どもへの truth-telling の状況と今後の方向性 小児看護, 20(3), 295-298.

戈木クレイグヒル滋子・中川薫・岩田洋子・原純一・Mayer, D K, Terrin, N C, Tighiouart, H, Jeruss, S, & Parsons, S K. 2005 小児がん専門医の子どもへの truth-telling に関する意識と実態：病名告知の状況 小児がん, 42(1), 29-35

佐々木壽英・長井吉清・岡本堯・紀藤毅・黒田知純・大川二朗・石渡淳一・細川治 1999 がん専門病院におけるがん告知の現状 癌の臨床, 45(9), 57-63.

佐藤隆美 1994 アメリカにおける告知とインフォームド・コンセントの実態 小児内科, 26(4), 503-508.

Schapira, L. 2005 Palliative information: doctor-patient communication. *Semin Oncol*, 32(2), 139-144.

Schor E L. 2003 American Academy of Pediatrics Task Force on the Family. Family pediatrics: report of the Task Force on the Family. *Pediatrics*. 111(6), 1541-1571.

Schulman-Green, D J. 2003 Psychosocial issues in palliative care: physicians' self-perceived role and collaboration with hospital staff. *Am J Hosp Palliat Care*, 20(1), 34-40.

Semple, C J, & McGowan, B. 2002 Need for appropriate written information for patients, with particular reference to head and neck cancer. *J Clin Nurs*, 11(5), 585-593.

Sheu, SJ, Huang, SH, Tang, FI, & Huang, SL. 2006 Ethical decision making on truth telling in terminal cancer: medical students' choices between patient autonomy and family paternalism. *Med Educ*, 40(6), 590-598.

Shiozaki, M, Hirai, K, Dohke, R, Morita, T, Miyashita, M, Sato, K, Tsuneto, S, Shima, Y, & Uchitomi, Y. 2008 Measuring the regret of bereaved family members regarding the decision to admit cancer patients to palliative care units. *Psychooncology*, 17(9), 926-931.

Shiozaki, M, Morita, T, Hirai, K, Sakaguchi, Y, Tsuneto, S, & Shima, Y. 2005 Why are bereaved family members dissatisfied with specialised inpatient palliative care service? A nationwide qualitative study. *Palliat Med*, 19(4), 319-327.

Slavin, L A, O'Malley, J E, Koocher, G P, & Foster, D J 1982 Communication of the cancer diagnosis to pediatric patients: impact on long-term adjustment. *The American journal of psychiatry*, 139(2), 179-183.

Speece, M W, & Brent, S B. 1984 Children's understanding of death: a review of three components of a death concept. *Child Dev*, 55(5), 1671-1686.

Steele, R, & Davies, B. 2006 Impact on parents when a child has a progressive, life-threatening illness. *Int J Palliat Nurs*, 12(12), 576-585.

Svarstad, B L, Mount, J K, & Tabak, E R. 2005 Expert and consumer evaluation of patient medication leaflets provided in U.S. pharmacies. *J Am Pharm Assoc*, 45(4), 443-451.

Tang, S T, & Lee, S Y. 2004 Cancer diagnosis and prognosis in Taiwan: patient preferences versus experiences. *Psychooncology*, 13(1), 1-13.

Tang, S T, Liu, T W, Lai, M S, Liu, L N, Chen, C H, & Koong, S L. 2006 Congruence of knowledge experiences and preferences for disclosure of diagnosis and prognosis between terminally-ill cancer patients and their family caregivers in Taiwan. *Cancer Invest*, 24(4), 360-366.

田代順 2008 がんの子どもの母親支援 臨床心理学, 8(6), 823-828.

Teschendorf, B, Schwartz, C, Ferrans, C E, O'Mara, A, Novotny, P, & Sloan, J. 2007 Caregiver role stress: when families become providers. *Cancer Control*, 14(2), 183-189.

The, A M, Hak, T, Koëter, G, & van der Wal, G. 2000 Collusion in doctor-patient communication about imminent death: an ethnographic study. *BMJ*, 321(7273), 1376-1381.

Tomlinson, D, Capra, M, Gammon, J, Volpe, J, Barrera, M, Hinds, P S, Bouffet, E, Geenberg, M L, Baruchel, S, Llewellyn-Thomas, H A, & Sung, L. 2006 Parental decision making in pediatric cancer end-of-life care: using focus group methodology as a prephase to seek participant design input. *Eur J Oncol Nurs*, 10(3), 198-206.

恒松由記子・東山由実・守山由恵 1994 小児がん患者へのがん告知とインフォーム

ド・コンセント 小児内科, **26**(4), 567-571.

筒井真優美 1998 子どもの死をめぐる課題 小児看護, **21**(11), 1453-1459.

van Vugt, H A, Roobol, M J, Venderbos, L D, Joosten-van Zwanenburg, E, Essink-Bot, M L, Steyerberg, E W, Bangma, C H, & Korfage, I J. 2010 Informed decision making on PSA testing for the detection of prostate cancer: an evaluation of a leaflet with risk indicator. *Eur J Cancer*, **46**(3), 669-677.

Velikova, G. 2010 Patient benefits from psychosocial care: screening for distress and models of care. *J Clin Oncol*, **28**(33), 4871-4873.

Walsh, K, Jones, L, Tookman, A, Mason, C, McLoughlin, J, Blizard, R, & King, M. 2007 Reducing emotional distress in people caring for patients receiving specialist palliative care. Randomised trial. *Br J Psychiatry*, **190**, 142-147.

Warnock, C, Tod, A, Foster, J, & Soreny, C. 2006 Breaking bad news in inpatient clinical settings: role of the nurse. *J Adv Nurs*, **66**(7), 1543-1555.

Weeks, J C, Cook, E F, O'Day, S J, Peterson, L M, Wenger, N, Reding, D, Harrell, F E, Kussin, P, Dawson, N V, Connors, Lynn, J, & Phillips, R S. 1998 Relationship between cancer patients' predictions of prognosis and their treatment preferences. *JAMA*, **279**(21), 1709-1714.

Weissman, D E. 2004 Decision making at a time of crisis near the end of life. *JAMA*, **292**(14), 1738-1743.

Wolfe, J, Klar, N, Grier, H E, Duncan, J, Salem-Schatz, S, Emanuel, E J, & Weeks, J C. 2000 Understanding of prognosis among parents of children who died of cancer: impact on treatment goals and integration of palliative care. *JAMA*, **284**(19), 2469-2475.

Yamagishi, A, Morita, T, Miyashita, M, Akizuki, N, Kizawa, Y, Shirahige, Y, Akiyama, M, Hirai, K, Kudo, T, Yamaguchi, T, Fukushima, A, & Eguchi, K. 2008 Palliative care in Japan: current status and a nationwide challenge to improve palliative care by the Cancer Control Act and the Outreach Palliative Care Trial of Integrated Regional Model (OPTIM) study. *Am J Hosp Palliat Care*, **25**(5), 412-418.

吉村博邦・石田美和子・小林亜紀子・日比洋子・美原静香 1989 医師看護婦学生に対するガン告知に関する意識調査 北里医学, **19**, 635-640.

Young, B, Dixon-Woods, M, Windridge, K C, & Heney D. 2003 Managing communication with young people who have a potentially life threatening chronic illness: qualitative study of patients and parents. *BMJ*, **326**(7384), 305.

索 引

あ行

アセスメント　4, 146, 147
アセント　124
意思決定　4, 8, 9, 32, 35, 81, 138, 140, 141, 144, 146, 148, 152
　——支援　8, 11, 40, 86, 89, 141, 143, 145
　——能力　10, 122
医師の態度　52, 57, 66, 144, 145
遺族　7, 36, 38, 44, 54, 71, 76, 140
医療者に期待される支援　136
医療者の役割　9
医療者用マニュアル　107, 114
インフォームド・コンセント　9, 17, 124
延命処置　19
オタワ個人意思決定ガイド　9
親に対する予後告知　126

か行

改善の必要性　54, 56, 57
介入　5
家族が経験する困難　130
家族支援　6, 7, 122
家族に対する予後告知　22, 30, 76, 86, 142, 145, 148
家族用リーフレット　91, 101
がん　1, 31, 141
　——対策基本法　3
　——対策推進基本計画　6
がん告知　17
　——に対する意向　18

患児に対する告知　130
患者に対する予後告知　33, 38, 86, 142, 146, 148
患者の意思　69
緩和ケア　1, 2
　——チーム　1, 143
後悔　8, 39, 40, 123, 135
告知率　19, 107
心の準備　68
コミュニケーション　14, 144, 145, 147-149, 152

さ行

在宅療養　52
サバイバー　124, 130
サポート　4, 122
支援ツール　13, 89, 142, 148, 150
死の概念　122
死の受容　79
死別後　135, 140
終末期　2, 6-8, 10, 19-22, 31, 68, 69, 81, 90, 122, 123, 135, 145, 147
小児がん　10, 13, 54, 57, 121, 149, 151
難治性——　121, 127, 130, 132, 140, 144
情報提供　9, 90, 98, 142, 143
心理社会的支援　3
心理職　3, 7, 11, 40, 41, 90, 123, 143, 145
心理的苦痛　3, 32, 40, 68
生存率　53
選択肢　91, 113

索引

た行
妥協　38, 104

に行
病状説明　138, 139
病名告知　32
不安　3, 5, 23
補完代替医療　52, 77
ホスピス・緩和ケア病棟　1

ま行
看取り　34, 78, 131, 134, 136, 138, 144

や・ら・わ行
抑うつ　3, 5, 21, 23, 134
予後告知　10, 12, 14, 20, 32, 141, 144, 146
　——に対する意向　20
　——に対する評価　36-38
　——の影響　54, 73, 78, 80, 81
　——のタイミング　32, 33
　——の程度　49
　——の内容　52
　——の方法　43, 143
　親に対する——　126
　家族に対する——　22, 30, 76, 86, 142, 145, 148
　患者に対する——　33, 38, 86, 142, 146, 148
　日本における——　25
リーフレット　89
悪い知らせ　22, 43, 148

欧文
CAM（Complementary and Alternative Medicine）　→補完代替医療
PCU（Palliative Care Unit）　→ホスピス・緩和ケア病棟
QOL（Quality of Life）　2, 4, 6, 7, 41, 81, 121, 122
SDM（Shared Decision Making）　9, 40, 90, 113

著者略歴

2007 年　大阪大学人間科学部人間科学科卒業
2009 年　東京大学大学院教育学研究科修士課程修了
2012 年　東京大学大学院教育学研究科博士課程修了
　　　　博士（教育学）
現　在　国立がん研究センターがん対策情報センター
　　　　がん医療支援研究部　心理療法士

主要著訳書

『エビデンスで解決！　緩和医療ケースファイル』（分担執筆，南光堂，2011 年）
L. マイナーズ−ウォリス『不安と抑うつに対する問題解決療法』（共訳，金剛出版，2010 年）ほか

がん医療における意思決定支援
――予後告知と向き合う家族のために

2014 年 2 月 21 日　初　版

［検印廃止］

著　者　吉田沙蘭（よしだ さらん）

発行所　一般財団法人　東京大学出版会
　　　　代表者　渡辺　浩
　　　　153-0041 東京都目黒区駒場 4-5-29
　　　　http://www.utp.or.jp/
　　　　電話 03-6407-1069　Fax 03-6407-1991
　　　　振替 00160-6-59964

印刷所　株式会社暁印刷
製本所　誠製本株式会社

Ⓒ 2014 Saran Yoshida
ISBN 978-4-13-016117-6　Printed in Japan

[JCOPY]〈(社)出版者著作権管理機構　委託出版物〉
本書の無断複写は著作権法上での例外を除き禁じられています．複写される場合は，そのつど事前に，(社)出版者著作権管理機構（電話 03-3513-6969，FAX 03-3513-6979, e-mail: info@jcopy.or.jp）の許諾を得てください．

緩和医療——痛みの理解から心のケアまで
小川節郎ほか　四六判・208頁・2400円
近年，ますます重要性が認識されてきた緩和医療．そこにつきまとう誤解を解消し，薬物を用いた痛みの治療から，患者とその家族の心のケアまで，その実際と最新の研究成果をわかりやすく説明する．

延命医療と臨床現場——人工呼吸器と胃ろうの医療倫理学
会田薫子　A5判・302頁・4800円
医療技術の進展によりもたらされた生命維持にまつわる問題．二大トピックである人工呼吸器と胃ろうに焦点をあてて，臨床医への豊富な聞き取りをもとに，現場のジレンマを解きほぐし，患者中心の医療を実現する倫理を探る．

長期入院児の心理と教育的援助——院内学級のフィールドワーク
谷口明子　A5判・256頁・5800円
家庭や学校から隔てられ，長期にわたって入院している子どもたちが集う病院内の学級を参与観察し，教師の子どもたちへのかかわりから，子どもたちと病院，日常生活をつなぐ〈つなぎ援助〉を提案する．

専門職としての臨床心理士
J. マツィリア & J. ホール[編]／下山晴彦[編訳]　A5判・440頁・5000円
臨床心理士が求められる領域，活用できる心理療法は何か，そして，他職種とどのように連携できるのか．世界の臨床心理学の最前線を伝え，日本のさらなる発展のビジョンを示す"臨床心理士の仕事"全書．

ここに表示された価格は本体価格です．ご購入の際には消費税が加算されますのでご了承ください．